AF396907

ÉTUDE

SUR LES DIFFÉRENTS TRAITEMENTS

DES

ABCÈS OSSIFLUENTS EXTERNES

SUIVIE DE L'EXPOSITION

D'UN PROCÉDÉ PARTICULIER

DE LA MÉTHODE DES CAUSTIQUES

APPLIQUÉS AUX

ABCÈS OSSIFLUENTS EXTERNES VOLUMINEUX

PAR

Henri FOURESTIÉ,

Docteur en médecine de la Faculté de Paris,
Interne en médecine et en chirurgie des hôpitaux de Paris (1873-1876),
Ancien interne de la Maternité de Cochin,
Médaille de bronze de l'Assistance publique (Internat en Pharmacie 1868-1871),
Membre correspondant de la Société Anatomique,
Ancien membre de la Société d'Emulation pour les
Sciences chimiques et pharmaceutiques.

PARIS

V. ADRIEN DELAHAYE ET Cⁱᵉ, LIBRAIRES-ÉDITEURS,
PLACE DE L'ECOLE-DE-MEDECINE

1876

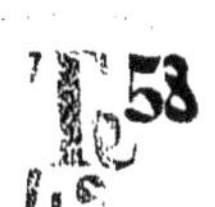

ÉTUDE

SUR LES DIFFÉRENTS TRAITEMENTS

DES

ABCÈS OSSIFLUENTS EXTERNES

SUIVIE DE L'EXPOSITION

PROCÉDÉ PARTICULIER

DE LA MÉTHODE DES CAUSTIQUES

APPLIQUÉS AUX

ABCÈS OSSIFLUENTS EXTERNES VOLUMINEUX

PAR

Henri FOURESTIÉ,

Docteur en médecine de la Faculté de Paris,
Interne en médecine et en chirurgie des hôpitaux de Paris (1873-1876),
Ancien interne de la Maternité de Cochin,
Médaille de bronze de l'Assistance publique (Internat en Pharmacie 1868-1871),
Membre correspondant de la Société Anatomique,
Ancien membre de la Société d'Emulation pour les
Sciences chimiques et pharmaceutiques.

PARIS

V. ADRIEN DELAHAYE ET Cᵉ, LIBRAIRES-ÉDITEURS,

PLACE DE L'ÉCOLE-DE-MÉDECINE

1876

ÉTUDE

SUR LES DIFFÉRENTS TRAITEMENTS DES

ABCÈS OSSIFLUENTS EXTERNES

SUIVIE DE L'EXPOSITION

D'UN PROCÉDÉ PARTICULIER

DE LA MÉTHODE DES CAUSTIQUES

APPLIQUÉE AUX

Abcès ossifluents externes volumineux.

———✳———

Attaché comme interne au service de chirurgie de l
Pitié, que dirige M. L. Labbé, nous avons eu l'occasion de
voir appliquer aux abcès ossifluents volumineux un procédé
particulier de la méthode des caustiques.

Frappé des bons résultats obtenus, nous avons prié notre
maître de nous autoriser à les publier dans notre thèse inaugurale. Qu'il reçoive ici tous nos remercîments pour la com-
plaisance dont il a fait preuve en nous abandonnant des
résultats qui lui appartiennent. Nous tenons aussi à lui exprimer toute notre reconnaissance pour la bienveillance qu'il
nous a toujours témoignée.

Que tous nos maîtres, dans les hôpitaux, veuillent bien
agréer l'expression de notre profonde gratitude, pour les bons
conseils et les sages leçons que nous avons puisés dans leur
enseignement clinique.

DÉFINITION

Boyer désignait sous le nom d'abcès par congestion, les abcès consécutifs à la carie des vertèbres ou d'une grande articulation. Aujourd'hui on désigne sous ce nom les collections purulentes qui ont pour point de départ l'altération d'un os quelconque, et qui viennent se montrer dans un point plus ou moins éloigné de leur source (1). Denonvilliers étend encore cette signification et désigne sous le nom d'abcès par congestion, tous ceux qui apparaissent plus ou moins loin du lieu où s'est formé le pus et où existe la maladie qui a été l'occasion de la suppuration ; il ajoute que, sauf certains cas exceptionnels, tels que ceux qui succèdent au psoïtis ou à quelque maladie des viscères thoraciques ou abdominaux, l'origine des abcès par congestion est une altération du tissu osseux (2).

Gerdy leur donnait le nom d'abcès ossifluents. C'est la dénomination que nous avons choisie, parce qu'elle s'applique indistinctement à tous les abcès qui viennent d'un os quelconque.

On sait que le plus souvent ces abcès apparaissent en un point plus ou moins éloigné de la lésion osseuse, d'où leur nom d'abcès migrateurs.

Ces collections purulentes peuvent traverser la cavité thoracique ou abdominale et se développer aux dépens de ces cavités ; elles peuvent aussi se diriger vers l'extérieur, sans affecter aucun rapport avec elles. Nous désignerons les premières sous le nom d'*abcès ossifluents internes*, et les secondes sous le nom d'*abcès ossifluents externes*. Ainsi, les abcès con-

---

(1) Nouveau dictionnaire de médecine et de chirurgie pratiques, art. Abcès, par le professeur, S. Laugier.

(2) Dictionnaire encyclopédique des sciences médicales, art. Abcès. par le professeur Denonvilliers.

sécutifs à une lésion du corps des vertèbres et se montrant au pli de l'aine, sont des abcès ossifluents internes ; ceux qui reconnaissent pour point de départ une lésion des côtes, de l'omoplate, du grand trochanter, d'une apophyse épineuse et qui apparaissent sous les téguments, plus ou moins loin de leur origine, sans traverser ni la poitrine ni l'abdomen, sont des abcès ossifluents externes. Nous rangerons dans cette dernière catégorie les abcès consécutifs à une lésion articulaire.

Cette distinction entre les abcès ossifluents était pour nous très-importante à établir, car c'est aux abcès ossifluents externes seulement, que convient le procédé que nous recommandons.

On nous pardonnera d'avoir adopté une dénomination qui a le défaut de n'être pas classique, mais aucune autre ne pouvait plus clairement exprimer la variété d'abcès à laquelle s'adresse ce traitement.

Il est donc bien entendu que nous n'avons pas la prétention de guérir les abcès ossifluents consécutifs à une lésion du corps des vertèbres : les cas auxquels s'applique ce procédé particulier de la méthode des caustiques n'en sont pas moins très-nombreux, et si la thérapeutique chirurgicale a toujours été plus efficace pour eux que pour les abcès vertébraux, nous l'avons vue échouer bien des fois devant des suppurations interminables, auxquelles n'avait pu suffire un organisme trop longtemps affaibli. Aussi croyons-nous rendre quelque service en préconisant un mode de traitement qui épargnera au malade les frais d'une abondante suppuration et qui souvent amènera la guérison rapide de la lésion osseuse.

DIVISION.

Dans un premier chapitre nous rappellerons en quelques mots l'anatomie pathologique des abcès ossifluents ; il nous a semblé que nous y trouverions quelques arguments en faveur de ce mode de traitement.

Dans un second chapitre, nous passerons en revue les différentes méthodes de traitement appliquées aux abcès froids en général, cherchant les indications auxquelles chacune répond plus particulièrement. Ainsi, mettant en relief leurs avantages, signalant leurs défauts, nous serons amené à trouver les conditions que doit réaliser le traitement qui nous offrira les plus grandes chances de succès. Loin de nous la pensée que la méthode des caustiques, appliquée comme nous allons le dire, réalise toutes les conditions désirables ; mais c'est parce qu'il nous a semblé, et les quelques faits que nous avons observés ont encouragé cette opinion, que ce procédé en réunissait un certain nombre, que nous nous sommes décidé à attirer sur lui l'attention.

Dans un troisième chapitre, nous exposerons en détail l'application de ce procédé et nous parlerons de la conduite à tenir devant les différentes complications qui peuvent se présenter.

Dans un quatrième chapitre nous poserons des conclusions.

Dans un cinquième chapitre figureront les observations des quelques malades qui ont été traités par ce procédé.

CHAPITRE PREMIER.

ANATOMIE PATHOLOGIQUE.

Puisque nous nous proposons d'agir sur la lésion osseuse et sur l'abcès lui-même, il nous paraît opportun de rappeler en quelques mots, quelle est la nature de la lésion osseuse, comment est constitué l'abcès consécutif et surtout quelle est la part qui lui revient dans la maladie.

§ I. ALTÉRATION OSSEUSE. — Les lésions osseuses susceptibles de donner naissance à un abcès ossifluent sont principalement : la carie, la nécrose, la tuberculose.

Carie. — MM. Cornil et Ranvier reconnaissent dans la carie deux périodes distinctes:

« Dans la première période, les cellules contenues dans les
« corpuscules osseux subissent la transformation graisseuse
« sans qu'il y ait eu auparavant le moindre phénomène in-
« flammatoire.

« Dans la seconde, les trabécules osseuses, frappées de
« mort dans leurs éléments cellulaires, forment autant de
« petits corps étrangers qui déterminent autour d'eux une
« inflammation suppurative. » (1).

L'inflammation ne joue donc pas le principal rôle dans la carie osseuse : celui-ci appartient à la transformation graisseuse primitive des corpuscules osseux.

Dans la seconde période de la carie, que nous appellerons aussi période d'élimination, l'os cherche à se débarrasser de

(1) Manuel d'histologie pathologique, par Cornil et Ranvier, p. 361.

toutes les particules osseuses nécrosées. C'est à ce moment que, par suite d'un travail inflammatoire, prend naissance l'abcès ossifluent, pourvu toutefois que l'altération siége sur un point voisin de la surface de l'os ; dans le cas contraire, la suppuration ne pourra se faire jour au dehors, les trabécules osseuses, entourées de bourgeons charnus et imprégnées de pus, resteront emprisonnées dans l'épaisseur de l'os et la masse purulente subira la transformation caséeuse : c'est à cet état qu'on a souvent confondu la carie avec tuberculose des os.

Lorsque l'inflammation a expulsé tous les fragments nécrosés, elle s'apaise et la régénération du tissu osseux commence. Si la dégénérescence graisseuse s'est limitée, la guérison ne se fera pas attendre.

Nécrose. — « Elle est déterminée par l'arrêt de la circulation « lié le plus souvent à la compression des vaisseaux dans les « canaux du Havers par du pus ou par de nouvelles produc- « tions osseuses. » (1).

A la suite d'une périostite phlegmoneuse, par exemple, les canaux de Havers s'infiltrent de pus dans une épaisseur plus ou moins grande, les vaisseaux qui y sont contenus subissent une compression qui empêche le sang d'y pénétrer, en sorte que la lamelle osseuse ne recevant plus de vaisseaux nourriciers ni du périoste détruit, ni des vaisseaux qui viennent de la profondeur de l'os, se mortifie.

Cette partie d'os nécrosé ou séquestre, agissant comme un corps étranger, détermine autour d'elle un travail inflammatoire ; les canaux de Havers s'agrandissent par la prolifération de la moelle et la résorption des lamelles osseuses ; ils finissent par se réunir à la suite de la disparition des travées osseuses, et il en résulte une perte de substance qui isole complètement la portion d'os nécrosé.

(1) Cornil et Ranvier loc. cit.

Si le pus qui résulte de l'inflammation éliminatrice arrive librement dans les tissus environnants, il donnera lieu à un abcès ossifluent ; tant que le séquestre ne sera pas éliminé, il entretiendra autour de lui une inflammation continuelle, source intarissable de pus. Quelquefois il se fera autour de lui des productions osseuses qui l'emprisonneront et s'opposeront à l'écoulement du pus ; celui-ci subira la transformation caséeuse et le séquestre restera enveloppé d'une matière blanchâtre et pâteuse. Certains auteurs prétendent que ce séquestre finira par être résorbé : MM. Cornil et Ranvier ne le pensent pas, et ils appuient leur opinion sur l'examen de plusieurs vieux séquestres à la surface desquels ils ont retrouvé en certains points les lamelles périphériques de l'os ancien.

Est-il besoin d'ajouter que si l'on parvient à extraire le séquestre, on préparera une guérison prochaine.

Tubercules des os. — « Les tubercules des os se rencontrent
« surtout dans le corps des vertèbres, le sternum et les
« côtes..... Ils se présentent sous deux formes : les granula-
« tions tuberculeuses isolées et les granulations tuberculeuses
« confluentes.......

« Il est maintenant bien démontré que toute granulation
« tuberculeuse, développée dans un os, amène l'oblitération
« des vaisseaux qui la traversent. Or, si plusieurs granulations
« comprises dans un même espace médullaire, y occupent des
« positions variées, il est clair que toutes les branches vas-
« culaires de cet espace auront leur circulation arrêtée.... » (1).

Toutes les portions d'os où la circulation sera arrêtée seront frappées de mort : les éléments de la moelle subiront la fonte caséeuse et les corpuscules osseux se nécroseront.
« L'élimination de ces trabécules osseuses se fait très-proba-
« blement comme dans une nécrose simple, à la suite d'une
« ostéite raréfiante qui détermine la résorption des travées

(1) Cornil et Ranvier, loc. cit.

« osseuses, et amène la formation d'un tissu de bourgeons
« charnus. C'est ainsi que se forme une caverne dans laquelle
« existe à un séquestre baigné par du pus. » (1).

D'après ce qui précède on comprendra aisément comment les tubercules des os peuvent donner naissance aux
abcès ossifluents.

Dans la carie, la nécrose et la tuberculose, c'est toujours au moment de la période d'élimination que commence
à se former la collection purulente. Mais tandis que la
période inflammatoire commence en un point, la maladie
peut gagner les parties voisines qui deviendront à leur tour
le siége d'une ostéite éliminatrice. Si, au contraire, le processus morbide se limite, l'inflammation, après avoir éliminé les
parcelles nécrosées, se chargera de combler les vides produits
par la carie, la nécrose ou la tuberculose.

Lésions articulaires, — Parmi les abcès qui apparaissent au
voisinage des articulations et qui communiquent avec elles,
la plupart coïncident avec des lésions osseuses et à ce titre
constituent une variété d'abcès par congestion : ils en diffèrent
cependant en ce qu'ils ne reconnaissent pas seulement pour
origine une lésion osseuse, mais aussi une altération particulière de la synoviale qui à elle seule peut expliquer leur formation. Ces abcès se remarquent surtout à la suite des tumeurs
blanches de la hanche et du genou, à la suite d'une arthrite
vertébrale ; au moment où ils apparaissent sous les téguments,
les cartilages sont déjà détruits et les os sous-jacents envahis
par la carie. A ce moment l'articulation a perdu toute espèce
de susceptibilité morbide particulière, et on peut la traiter
presque comme un os carié dans sa continuité. Favoriser
l'écoulement du pus, chercher à en tarir la source, mettre les
deux extrémités articulaires dans les conditions qui permettent le mieux leur soudure osseuse, telles sont en général les

(1) Cornil et Ranvier, loc. cit.

indications imposées par de semblables lésions. Nous verrons
que notre mode de traitement satisfait à chacune d'elles.

L'étude de la lésion anatomique vient de nous expliquer
comment les abcès ossifluents peuvent quelquefois guérir
spontanément ; elle nous indique, en outre, dans quel sens
on doit diriger le traitement, lorsqu'elle prend une marche
envahissante. On sait, en effet, que la carie et la nécrose
peu étendue sont des lésions bénignes ; on sait aussi que
dans les cas plus graves la thérapeutique chirurgicale a
pu bien des fois arrêter leur progrès.

La nature de la lésion osseuse, point de départ de l'abcès
ossifluent, nous est déjà un encouragement pour diriger, contre ces abcès, des moyens curatifs : son peu d'étendue ne
peut que nous entraîner dans cette voie.

Lorsqu'on fait l'autopsie d'un malade ayant succombé à un
mal de Pott, on trouve, le plus souvent, des lésions osseuses
très-vastes ; une, deux, trois vertèbres peuvent avoir disparu.
Quoi d'étonnant, puisque à cette époque la lésion osseuse est
ordinairement très-ancienne. Lorsque l'abcès s'est montré
sous l'arcade crurale, il existait déjà depuis très-longtemps et
pendant qu'il s'est frayé un chemin lent et difficile, depuis le
point malade jusqu'à la racine de la cuisse, la lésion osseuse
a eu le temps de faire de rapides progrès.

Boyer l'avait bien compris lorsque, changeant de ligne de
conduite dans le traitement de ces abcès, il conseilla de les
ouvrir dès qu'ils se montraient à l'extérieur ; il en donnait pour
raison que « les abcès sont beaucoup plus graves et d'autant
« plus dangereux qu'ils sont plus anciens et plus volumineux,
« car, plus la maladie est ancienne, plus l'étendue de la carie
« est grande, plus volumineuse est la quantité de pus. »

Prenons, au contraire, un abcès ossifluent externe : par
exemple, un abcès consécutif à la carie d'une côte ; l'os n'est
pas loin des téguments, aussi le pus ne tardera-t-il pas à faire

saillie, et en quelques semaines il pourra acquérir le volume des deux poings. A ce moment, si on se décide à intervenir, on aura bien des chances de rencontrer une lésion osseuse peu étendue. C'est du moins ce que nous ont appris, autant qu'elles pouvaient le faire, les explorations avec le stylet mousse dans les quelques cas que nous avons examinés.

Il est donc probable que pour produire un abcès du volume des deux poings, il suffit d'une petite lésion osseuse, et à l'appui de cette opinion, nous verrons tout à l'heure que la suppuration osseuse n'est pas l'unique source de la collection purulente.

§ II. Mode de formation et structure de la poche purulente. — Tous les ouvrages classiques nous enseignent que le pus, provenant de la lésion osseuse, s'insinue entre les os et les tissus environnants et s'échappe par les points les moins résistants, tout en obéissant aux lois de la pesanteur.

Nous devons donc nous attendre à rencontrer quelquefois un trajét très-étroit.

Que le grand trochanter ou un point de la fosse iliaque externe devienne malade, le pus rencontrera, de tout côté, des tissus très-résistants, soit des muscles, soit des fibres tendineuses, soit l'aponévrose fémorale. Il s'insinuera tout d'abord au-dessous de ces plans résistants, gagnant le plus souvent les parties déclives. Bientôt il rencontrera quelque orifice aponévrotique, quelque interstice musculaire à travers lequel il s'épanchera au-dessus de l'aponévrose, dans le tissu cellulaire sous-cutané où, ne rencontrant plus d'obstacle, il s'étendra à son aise et pourra acquérir, avant de perforer la peau, un volume considérable.

On nous permettra d'appeler l'attention sur ces trajets quelquefois très-longs, toujours sinueux et très-étroits, qui font communiquer le point malade avec la poche purulente. Si la lésion osseuse ne guérit pas spontanément et que nous nous décidions à enrayer sa marche, c'est à travers ces trajets sinueux qu'il nous faudra cheminer pour arriver jusqu'à elle. On entrevoit combien il sera difficile d'agir sur l'os malade, tant que l'orifice de ces trajets fistuleux ne nous sera pas accessible.

Il ne faudrait pas croire que le pus se contente d'écarter les tissus à travers lesquels il se fraye une route ; il les détruit en partie et se substitue à eux : c'est ce que démontrent les faits observés. On lira dans une de nos observations que le psoas iliaque était détruit par le pus qui avait fusé dans sa gaîne.

Cette destruction des tissus environnants concorde tout à fait avec ce que nous apprend l'histologie sur le mode de formation des collections purulentes.

Dans le Traité des humeurs de M. le professeur Robin, nous lisons (page 273) : « Au fur et à mesure que les leuco- « cytes se multiplient, ils compriment les éléments anatomi- « ques voisins, comme le feraient des éléments épithéliaux « ou autres, développés hétérotopiquement, et en les com- « primant, ils gênent la nutrition, ils déterminent l'atrophie « graduelle des autres éléments, ils se substituent à eux, ils « prennent leur place.

« C'est ainsi qu'au fur et à mesure que les leucocytes ten- « dent à se multiplier, le foyer tend à augmenter et à détruire « les éléments anatomiques voisins, musculaires, nerveux. Il « n'y a guère que les éléments élastiques qui résistent long- « temps. »

Mais examinons de plus près comment se fait cette marche envahissante. Nous aurons surtout en vue le tissu cellulaire, car c'est principalement dans ce tissu que s'épanche le pus, c'est sur lui que s'exerce surtout son action destructive.

Le pus, qui provient de la lésion osseuse, détermine autour de lui une inflammation lente et chronique.

Dans l'état actuel de la science, inflammation veut dire : production de tissu embryonnaire et formation de vaisseaux. Pour les uns, ce tissu embryonnaire prendrait naissance dans le blastème exsudé des vaisseaux enflammés; pour les autres, il ne serait que la prolifération des éléments qui existent déjà. Les vaisseaux sanguins prendraient naissance dans le tissu embryonnaire, comme l'ont indiqué Meyer et Plattner, ou ne seraient que des ramifications nouvelles des anses capillaires préexistantes.

Ce tissu embryonnaire et ces nouveaux vaisseaux prendront deux voies différentes, suivant que l'inflammation continuera à faire des progrès ou qu'elle marchera vers la cicatrisation.

Prenons le cas où la suppuration continue à faire des progrès. Le tissu conjonctif embryonnaire, n'ayant pas de tendance vers une organisation plus complète, sera détruit, et, selon MM. Cornil et Ranvier, ce sont les cellules embryonnaires de ce tissu conjonctif qui contribueront, pour une large part, à la formation du pus. « Si les matériaux nutritifs n'arrivent « pas en suffisante quantité, disent-ils, la division des noyaux « continue à s'effectuer, mais la cellule ne se divise plus. « Aussi voit-on les cellules contenir de deux à cinq noyaux; « elles prennent alors le nom de globules de pus, et ne diffè- « rent des cellules embryonnaires que par le nombre et l'a- « trophie des noyaux. » (1).

On sait aussi que, d'après la théorie de Conheim, les vaisseaux capillaires, développés dans ce tissu embryonnaire, laisseraient transsuder des globules blancs qui contribueraient à augmenter le nombre des globules de pus.

Ainsi donc, suivant la théorie généralement admise aujourd'hui, voici en quoi se résument les phénomènes inflammatoires du tissu cellulaire en voie de suppuration :

(1) Cornil et Ranvier, loc. cit.

1° Prolifération des cellules plasmatiques aboutissant à la formation des cellules embryonnaires qui se disposent en îlots allongés ou en traînées d'éléments pressés les uns contre les autres, et limités par des fibres parallèles. Formation de capillaires sanguins développés dans ce tissu embryonnaire.

2° Transformation de ce tissu en cellules de pus auxquelles s'ajoutent les globules blancs exsudés à travers les vaisseaux capillaires.

Appliquons ces données à la formation des abcès ossifluents :

Au fur et à mesure que le pus s'avance dans les tissus, il détermine autour de lui une prolifération des éléments cellulaires de ces tissus. Les éléments, n'ayant aucune tendance vers une organisation plus parfaite, dégénèrent en globules de pus, et c'est ainsi qu'une partie du pus, contenu dans l'abcès ossifluent, provient des tissus préexistants.

Si, au contraire, le processus inflammatoire s'arrête, les cellules embryonnaires, au lieu de subir la dégénérescence purulente, formeront du tissu conjonctif plus ou moins dense qui constituera la poche de l'abcès.

Cet exposé de phénomènes bien connus nous dispensera d'insister davantage sur la structure des parois de la collection purulente. On comprendra maintenant pourquoi la membrane, qui limite l'abcès, a été nommée à tort *membrane pyogénique* ; elle est consécutive à la formation du pus ; c'est la présence du pus dans le tissu cellulaire qui détermine la formation de cette membrane ; sans doute, elle laisse exsuder du pus à sa surface, mais ce n'est point par l'effet d'une sécrétion, comme on le croyait autrefois, car le pus qu'elle laisse exsuder provient de sa destruction progressive ; elle dégénère en pus en un point pour aller se reconstituer un peu plus loin, jusqu'à ce que ce travail inflammatoire la conduise, de point en point, à la périphérie, aux téguments externes qu'elle finira par perforer.

Cette membrane pyogénique présente, à sa face interne, un

aspect grisâtre et tomenteux qui l'avait fait comparer à une véritable muqueuse; nous savons à présent que ces villosités sont constituées par du tissu embryonnaire en voie de suppu-. ration.

Si la poche purulente ne tend pas à faire des progrès, la transformation fibreuse de ce tissu embryonnaire se perfectionnera de plus en plus, et nous aurons alors une poche constituée par de véritables parois fibreuses plus ou moins résistantes. Dès ce moment, l'abcès reste stationnaire. Que se passe-t-il à la face interne de la membrane pyogénique? est-elle devenue complètement inactive ? Le pus se renouvelle-t-il, et la membrane pyogénique participe-t-elle à ce renouvellement? « De toutes les propriétés de cette membrane, dit Denonvil-« liers, les plus remarquables sont l'absorption et la sécrétion « continuelles du pus contenu dans la cavité qu'elle limite ; de « là résulte le renouvellement incessant de ce liquide. » (1).

Il est probable en effet que les anciens globules de pus subissent la transformation caséeuse; ils se ratatinent, deviennent anguleux, atrophiques, tandis que la partie séreuse du liquide se résorbe. D'autre part les capillaires, compris dans le tissu embryonnaire situé à la face interne de la poche purulente, sont toujours sous l'influence d'une inflammation lente et chronique, et nous savons que dans ces conditions les capillaires sanguins laissent transsuder des globules blancs et de la sérosité qui comblent les vides produits par l'absorption.

Nous aurions voulu contrôler cette hypothèse et étudier le pouvoir absorbant et sécrétant des membranes pyogéniques; mais cette étude nous eût entraîné trop loin de notre sujet : il nous suffisait de bien établir que le pus contenu dans un abcès ossifluent ne provient pas seulement de la lésion osseuse, mais aussi des tissus environnants et que détruire la poche de l'abcès, c'est supprimer une des sources de la suppuration.

(1) Dict encycl., art. Abcès.

Voyons encore ce qui va se passer dès que l'abcès communiquera avec l'air extérieur : le tissu embryonnaire proliférera rapidement, les capillaires se multiplieront à l'infini et la face interne de la poche se couvrira d'une couche granuleuse de bourgeons charnus qui donnera naissance à une énorme quantité de pus. Evidemment il se produit là une exagération des phénomènes qui avaient lieu lorsque la poche ne communiquait pas avec l'air extérieur.

Nous avions affaire tout d'abord à une inflammation lente et chronique : peu de capillaires, peu de tissu embryonnaire et par conséquent peu de pus. Tout à coup, sous l'impression produite par l'air extérieur, l'inflammation est devenue plus rapide ; dès lors le tissu embryonnaire et les capillaires sanguins ont proliféré abondamment et la quantité de pus a augmenté.

Il me semble qu'à défaut d'autre preuve, les phénomènes qui se passent sous nos yeux, lorsque la poche est ouverte, nous donnent une idée suffisamment exacte de ceux qui ont lieu lorsque la poche ne communique pas avec l'air extérieur : ce sont des phénomènes du même ordre qui diffèrent simplement par la rapidité de leur évolution.

Nous avons étudié la lésion osseuse, la structure et les fonctions des parois de la poche ; il nous reste à dire quelques mots de son contenu.

Le plus souvent la poche est uniloculaire ; quelquefois elle est subdivisée en plusieurs compartiments par des brides aponévrotiques qui l'étranglent en certains endroits.

On dit généralement que le pus des abcès ossifluents est grumeleux, mal lié. Durant notre internat à l'hôpital Sainte-Eugénie, nous avons vu ouvrir beaucoup d'abcès froids liés à des altérations osseuses, et très-souvent nous avons constaté que le pus était crémeux et bien lié. Il nous a semblé que ce

Fourestié.

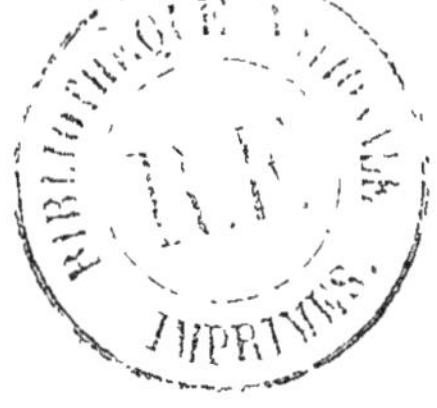

2

pus bien lié se rencontrait surtout dans les abcès de date récente.

On dit également que la présence de parcelles osseuses dans le pus sert à reconnaître si on a affaire à un abcès ossifluent ou à un abcès froid simple. Très-souvent et dans des cas où la lésion osseuse avait été parfaitement constatée, nous avons cherché des parcelles osseuses en comprimant le pus entre le pouce et l'index et jamais nous n'avons constaté ce caractère. Peut-être que si nous eussions examiné ce pus au microscope, nous y eussions reconnu quelques corpuscules osseux ; peut-être aussi que l'analyse chimique nous eût révélé une quantité de phosphate de chaux supérieure à celle que le pus contient normalement.

CHAPITRE II.

ÉTUDE HISTORIQUE ET ANALYTIQUE DES DIFFÉRENTS MODES
DE TRAITEMENT DES ABCÈS OSSIFLUENTS.

Nos recherches bibliographiques nous ont appris que la
plupart des traitements institués pour les abcès ossifluents ont
en vue les abcès consécutifs aux lésions du corps des vertèbres. Ce sont les plus fréquents, ce sont ceux dont la termi-
naison est le plus souvent fatale, il n'est donc pas étonnant
que les chirurgiens aient toujours cherché à diriger contre eux
des traitements plus efficaces que ceux légués par leurs devan-
ciers. Mais leurs différents procédés se rattachent pour la plupart à des méthodes générales applicables à tous les abcès
froids. Ce sont ces différentes méthodes que nous allons passer
en revue.

Il faut arriver jusqu'en 1779 pour trouver une description
des abcès par congestion . ce fut David de Rouen qui les signala
le premier, dans sa dissertation sur les effets du mouvement
et du repos dans les maladies chirurgicales.

Quelques années plus tard, Benjamin Bell décrivit les abcès
lombaires produits par la carie vertébrale (1).

Dès ce moment, les abcès migrateurs furent parfaitement
connus, mais on ne décrivit longtemps que ceux consécutifs à
une lésion des corps vertébraux ; on ne sépara pas encore des
simples abcès froids ces vastes collections purulentes qui re -
connaissent pour point de départ une lésion plus ou moins
éloignée de l'os iliaque, du grand trochanter, d'une apophyse
épineuse......

On savait depuis longtemps que la carie d'un os quelconque

(1) Of lumbar abscesses, in System of surgery (1787),

pouvait amener la formation d'un petit abcès qui ne tardait pas à perforer la peau, témoin le passage suivant de J.-L. Petit : « Si la peau est rouge et amincie et que la pression y soit douloureuse, on devra soupçonner la carie. » Il ajoute un peu plus loin : « On pourra quelquefois sentir la lésion osseuse à travers la peau ulcérée. » (1).

Nous pourrions multiplier les citations et prouver ainsi que si *les abcès ossifluents externes migrateurs* étaient connus des auteurs anciens, ils n'étaient pas du moins mentionnés dans leurs écrits. Il est donc fort probable qu'on les confondait alors avec de véritables abcès froids, confusion d'autant plus facile que la lésion osseuse est le plus souvent peu étendue et que si on ne tient compte de la guérison qui est plus difficile à obtenir et qui, dans tous les cas, se fait plus longtemps attendre, ils se comportent en général comme de vastes abcès froids.

Dès que les abcès par congestion ou abcès vertébraux furent connus, on chercha le mode de traitement qui leur convenait le mieux.

Nous pourrions faire l'histoire des divers modes de traitement qui ont tour à tour été appliqués aux abcès par congestion : nous verrions qne la thérapeutique chirurgicale a été trèslongtemps hésitante sur ce point ; mais ce serait faire l'historique d'une question à côté de la nôtre, puisque la plupart des méthodes employées ont en vue les abcès vertébraux et que nous nous proposons d'agir sur les abcès ossifluents externes, c'est-à-dire sur ceux qui se montrent à l'extérieur sans traverser aucune cavité viscérale.

D'un autre côté, chercher notre historique parmi les différents traitements des abcès froids idiopathiques, ce serait nous interdire toute comparaison avec un traitement que nous recommandons surtout pour des abcès froids plus rebelles que les autres, parce qu'ils reconnaissent pour point de départ une

(1) Traité des maladies des os, 1735.

lésion osseuse. Aussi faisant la part, soit des difficultés plus grandes que rencontre le traitement lorsqu'il s'adresse aux abcès vertébraux, soit de la bénignité relative de la maladie lorsqu'il s'adresse aux abcès froids idiopathiques, nous chercherons quels sont les résultats fournis dans les deux cas par ces différentes méthodes et nous pourrons ainsi, par comparaison, juger de leur valeur, lorsqu'on les applique aux abcès ossifluents externes.

Les faits nous manqueront souvent pour motiver notre critique puisque, jusqu'à une époque assez rapprochée de la nôtre, les auteurs ne font point de chapitre spécial pour le traitement des abcès ossifluents externes. Aussi nous bornerons-nous le plus souvent à faire une analyse de la méthode, cherchant ses défauts et ses avantages, quelle que soit la variété d'abcès à laquelle on l'applique.

Les accidents qui suivent ordinairement l'ouverture des abcès froids rendirent tout d'abord les chirurgiens très-indécis. Les uns proclamèrent qu'il fallait ouvrir de bonne heure les abcès par congestion, les autres qu'il ne fallait jamais y toucher. Entre ces deux opinions se plaça une opinion mixte soutenant qu'il ne fallait ouvrir ces abcès que lorsqu'ils étaient près de s'ulcérer.

Les injections iodées dans les abcès froids en général et les abcès par congestion en particulier, marquèrent une nouvelle phase dans le traitement de ces abcès, et je dois dire que l'iodothérapie, si elle ne fut pas toujours suivie de succès, fit du moins faire de grands progrès à la thérapeutique chirurgicale.

Plus tard le draînage vint s'ajouter à la méthode des injections iodées et la perfectionna.

Je ne dirai pas que l'ouverture des abcès par les caustiques est de date récente, puisque en 1779, Clare en a fait le sujet d'un mémoire (1), mais le procédé que nous proposons, applicable aux abcès ossifluents externes, différant par les moyens qu'il emploie, par le but qu'il se propose et par les résultats obtenus, nous semble former un chapitre à part dans la méthode des caustiques.

Etudions successivement les différentes étapes qu'a parcourue la thérapeutique chirurgicale des abcès ossifluents ; mais, afin que dans cette analyse la comparaison soit toujours possible, ne perdons jamais de vue les abcès ossifluents externes.

I. Méthode des ponctions successives. — Benjamin Bell (2) se demande tout d'abord s'il faut oui ou non ouvrir les abcès lombaires. Il conclut à l'affirmative tout en reconnaissant que bien des chirurgiens seront d'un avis contraire au sien. Il vaut mieux, dit-il, évacuer la matière que la laisser s'accumuler dans l'économie. Ayant remarqué que l'entrée subite de l'air déterminait une réaction inflammatoire souvent très-nuisible, il propose de faire une ponction avec le trocart et de laisser la matière s'écouler peu à peu. Toutefois il ajoute que, dans certaines circonstances, on pourra avec avantage ouvrir l'abcès comme on ouvre un sac herniaire et faire des injections dans la poche. Il rapporte un cas où il fut obligé de laisser une petite canule à demeure pendant plusieurs semaines. Plus loin il propose de traverser la tumeur avec un séton.

On voit que Benjamin Bell se prononce très-nettement pour l'ouverture de ces abcès, mais qu'il n'indique pas de méthode bien précise. Une seule chose le préoccupe, et à juste titre, c'est d'empêcher l'air de remplir aussitôt toute la poche, et

(1) An essay of the cure of abscesses by caustic, Londres, 1779, traduct. française, Londres et Paris, in-8°, 1785.
(2) Loc. cit

c'est pour cela qu'il recommande de ne la vider que peu à peu.

En 1798 Abernethy (1), ayant observé quelques cas de guérison spontanée, discute de nouveau l'opportunité de l'ouverture des abcès vertébraux. Ses conclusions furent que l'ouverture de ces abcès devait être considérée comme une ressource extrême et périlleuse, et que la première indication à remplir était de favoriser l'absorption du pus. Lorsque l'ouverture de l'abcès est devenue nécessaire, il propose un procédé qui a pour but d'empêcher l'entrée de l'air. Pour cela il enfonce un bistouri obliquement et à plat dans la paroi de l'abcès, de manière à piquer la peau et la membrane pyogénique en deux points assez éloignés. Ainsi se trouve formée une double valvule, au moyen de laquelle le trajet de la petite plaie est maintenue fermée : d'où le nom de *méthode valvulaire.*

Benjamin Bell et Abernethy ne parlent que des abcès par congestion de la colonne vertébrale, et c'est à eux seuls qu'est destinée leur méthode : si nous en avons parlé, c'est uniquement parce qu'elle marque le début de la méthode des ponctions obliques et successives. Appliquée d'abord aux abcès vertébraux, elle fut reprise plus tard par Boyer qui l'appliqua à tous les abcès froids en général.

Nous n'examinerons pas quels furent les résultats de cette méthode appliquée aux abcès vertébraux, nous ne pourrions, du reste, lui reprocher d'être impuissante contre une maladie le plus souvent incurable, mais nous verrons qu'appliquée aux autres variétés d'abcès froids, elle fut le sujet de bien des mécomptes.

En 1803, Poncet soutient une thèse sur les abcès en général (2). Il décrit les abcès par congestion venant de la colonne

(1) On the lumbar abscesses, Surgic works, t. II.
(2) Thèse de Paris, an XI (1803), n° 246.

vertébrale et signale simplement les abcès consécutifs aux lésions des autres os du tronc.

Au chapitre Traitement on lit : « Lorsque les abcès sont « d'une nature purement froide, que le tissu cellulaire seul « en est le siège et que par conséquent il n'y a pas carie à l'os « voisin, on parvient ordinairement à les guérir à l'aide des « moyens dont nous venons de parler; mais lorsqu'ils tien- « nent à la carie de quelque os, alors ils prennent l'allure des « dépôts par congestion et le malade finit le plus souvent par « périr. »

L'auteur est allé un peu trop loin en englobant dans un pronostic également funeste tous les abcès ossifluents, aussi bien ceux qui viennent de la colone vertébrale que d'une autre partie du squelette.

En 1818, le Dr Péchinot (1) soutient une thèse sur les abcès par congestion : il ne s'occupe exclusivement que des abcès consécutifs à une lésion de la colonne vertébrale.

A la même époque paraît, dans le journal de Corvisart, un article sur les abcès par congestion (2). L'auteur ne s'occupe aussi que des abcès vertébraux.

Parlant des divers procédés en usage pour ouvrir ces abcès, tous les deux donnent la préférence à la ponction oblique, mais ils reconnaissent que l'orifice des ponctions devient fistuleux et souvent aussi le point de départ d'une inflammation qui se propage à toute la poche et amène la fièvre hectique.

En 1829, Dupuytren, découragé sans doute par des insuccès multiples, professe qu'on ne peut guérir les abcès, qui sont le résultat d'altérations profondes des os ou d'organes plus importants, qu'en détruisant les lésions éloignées qui les pro-

---

(1) Essai sur les abcès par congestion, thèse de Paris, 1818.
(2) Journal de Médecine et de Chirurgie de Corvisart, t. XVII, Sur les abcès par congestion, par Lévêque-Lasource.

duisent, et en tarissant la source des suppurations qu'ils four-
nissent (1).

Roux et Bérard prétendent que sur cent abcès par congestion, il y en a quatre-vingt-dix-neuf peut-être où l'altération
primitive a son siége aux vertèbres ou à leur voisinage : aussi
font-ils remarquer qu'ils les prendront pour type de leur
description. C'est à eux surtout que s'adresse leur pronostic
et leur traitement. Ils donnent la préférence aux ponctions
obliques et font remarquer que cette méthode, palliative pour
les abcès par congestion, devient curative pour les vastes
collections purulentes idiopathiques (2).

Dans son traité des maladies chirurgicales, Boyer s'occupe
surtout des abcès par congestion consécutifs à une carie du
corps des vertèbres ou d'une grande articulation. Cependant
quand il traite de la carie des os du bassin (3), il fait remarquer que la crête de l'os ilion, sa tubérosité et celle de
l'ischion sont fort sujettes à la carie. Il ajoute que : « la situa-
« tion profonde de ces parties malades, aussi bien que le
« procédé lent de la formation de la carie et de l'altération
« des parties molles qui en est la conséquence, permettent à
« la matière purulente de séjourner longtemps et de se porter
« au loin sans causer des accidents alarmants et en produisant
« des tumeurs que leur forme rend très-équivoques, si on
« n'a pas l'attention de recueillir l'histoire entière de la
« maladie. »

Nous voici sur notre véritable terrain et l'on ne saurait
mieux signaler les abcès ossifluents externes de la région
fessière. A ces abcès Boyer applique le même traitement que
celui qui convient aux abcès vertébraux et nous trouvons
dans son traité une observation qui justifiera pleinement les

(1) Dictionnaire de médecine et de chirurgie pratiques, art. Abcès.
(2) Dictionnaire en 30 vol., 1832, t. I, art. Abcès.
(3) T. III, p. 472.

diverses opinions, que nous allons citer à l'appui de la nôtre, sur la méthode des ponctions successives, appliquée aux abcès ossifluents externes.

Observation. — Une cuisinière, âgée d'environ 30 ans, bien réglée et ayant toujours joui d'une bonne santé, se plaignit pendant longtemps d'une douleur sourde et profonde à la partie postérieure de l'os des iles du côté gauche, sans aucune altération sensible dans la forme naturelle de la partie souffrante. Dans la suite cependant la fesse se tuméfia, mais sans douleur et sans altération de la peau. La malade put continuer son état sans être fort gênée par cette tumeur. Une chute qu'elle fit et qui porta principalement sur la tumeur en produisit l'affaissement, mais il en ¡survint une nouvelle à la partie postérieure et supérieure de la cuisse qui s'étendit successivement jusqu'auprès du jarret.

Quand la malade consulta Boyer, il y avait plus de dix mois que la douleur s'était fait sentir et près de six que la première tumeur avait paru. Celle-ci était d'un volume énorme, vague, occupant toute la fesse, indolente, sans inflammation des téguments et présentant une fluctuation profonde. Toute la face postérieure de la cuisse jusqu'au jarret ne formait qu'une tumeur, séparée de la première par le pli de la fesse, indolente, sans rougeur à la peau et pareillement molle et fluctuante. En comprimant alternativement ces deux tumeurs, on sentait entre elles une communication manifeste ; la matière se déplaçait et passait de l'une à l'autre.

La malade entra à l'hôpital de la Charité. Trois ponctions furent successivement pratiquées, avec la lame d'un bistouri étroit, à la partie la plus déclive de la tumeur de la cuisse, et chaque fois on réunit immédiatement l'ouverture. Celle de la troisième ponction resta fistuleuse et laissa écouler une grande quantité de matière grumeleuse qui, plus tard, devint fétide. C'est alors que la fièvre s'alluma, et la malade, voyant son état empirer, voulut retourner chez elle, où elle mourut deux ans après la première ponction. A l'autopsie, on trouva une carie très-étendue de la partie postérieure et supépérieure de l'os des iles.

Boyer avait ajouté un petit perfectionnement à la méthode d'Abernethy. Avant de pratiquer la ponction, il tirait la peau

de côté, de sorte que, la lâchant aussitôt après l'évacuation
du pus, elle reprenait sa place et couvrait ainsi l'ouverture
profonde. Il recommandait en outre de ne tirer chaque fois
qu'une petite quantité de liquide.

Ce procédé paraît préférable à celui d'Abernethy, parce que
l'intervalle des deux piqûres est occupé non plus par une
plaie étroite et oblique, mais par une couche de tissu cellulaire intacte qui a par conséquent beaucoup moins de dispo-
sition à suppurer. Il appliquait cette méthode au traitement
des abcès froids et en retirait d'excellents résultats.

Avant de parler des autres modifications apportées plus tard
à la méthode d'Abernethy et de Boyer, voyons ce qu'en
disent quelques auteurs.

Denonvilliers s'exprime ainsi dans le Dictionnaire encyclopédique : «... Malgré ces précautions, il arrive quelquefois,
« comme l'a très-bien indiqué A. Bérard, que la petite plaie
« devient le siège d'une inflammation suppurative qui peut
« de là s'étendre à la poche tout entière... »

Un peu plus loin il ajoute ; « La méthode des ponctions
« successives *n'a point par elle-même une grande efficacité,*
« toutefois en la combinant avec quelqu'un des moyens pré-
« cédemment indiqués, comme l'application du caustique,
« l'injection ou l'incision, elle devient très-utile dans le
« traitement des abcès volumineux; les ponctions ne forment
« alors que la première partie d'un traitement plus complexe,
« c'est-à-dire que lorsque le volume a été beaucoup diminué, on
« pourra terminer la cure par les moyens sus-indiqués,
« moyens dont l'application présente bien des dangers lorsque
« l'abcès est volumineux. »

Laugier apprécie cette méthode de la façon suivante dans
le nouveau dictionnaire de médecine et de chirurgie pratiques : « Quant à l'établissement d'une fistule permanente, la
« ponction ne l'empêche pas puisqu'elle même donne lieu

« très-promptement à une ou deux fistules de cette espèce ;
« enfin par cela même aussi elle ne s'oppose pas à l'introduc-
« tion de l'air, seulement elle ne la permet qu'à travers des
« ouvertures étroites et sineuses. De là un double inconvé-
« nient car elle laisse entrer l'air, cause admise de la vicia-
« tion du pus, et apporte un obstacle à la sortie de ce liquide,
« ce qui favorise son séjour dans le foyer et les mauvais effets
« qui en résultent. Quelle est donc sa supériorité réelle sur
« une large incision ? »

Les nombreuses modifications qui ont été apportées à cette
méthode témoignent de son imperfection.

Nous avons vu qu'un dé ses grands inconvénients était
l'écoulement difficile du pus à travers un trajet trop étroit,
surtout lorsque ce pus était grumeleux et mal lié. On fut conduit à faciliter cet écoulement par l'aspiration. Déjà en 1798
M. A. Petit de Lyon traitait les abcès froids de la façon suivante : il enfonçait dans le foyer une aiguille rougie à blanc
qu'il plongeait et retirait avec promptitude ; puis il appliquait
immédiatement sur l'ouverture une ou plusieurs ventouses
successives dans lesquelles le pus s'élançait. Il était ainsi par-
venu à guérir des abcès froids d'un volume assez considérable. Il employait aussi cette méthode pour les abcès chauds.

Nous ne doutons pas des succès annoncés par M. A. Petit
qui, du reste, ne parle que des abcès froids idiopathiques, mais
il me semble que si on redoute l'entrée de l'air dans la poche,
cette méthode doit être rejetée, car le trajet, créé par l'aiguille
rougie, y prédispose plus qu'aucun autre.

Boyer, à l'exemple de M. A. Petit, employait la ventouse
appliquée sur le point ponctionné.

En 1841 M. J. Guérin proposa de faire une ponction oblique
et sous-cutanée avec un trocart aplati.

Pelletan fit construire un trocart, muni d'un robinet, sur
lequel pouvait se visser une seringue qui servait à aspirer le

pus. Charrière perfectionna l'instrument de façon à ce qu'il pùt se remplir, se vider et fonctionner continuellement sans qu'il soit besoin de le dévisser et sans qu'on ait à craindre l'entrée de l'air.

Ce sont là de simples modifications instrumentales qui permettent de vider plus complétement l'abcès, mais qui ne remédient pas aux inconvénients qu'on a reprochés à la méthode d'Abernethy et de Boyer.

Nélaton pense que, même dans les abcès froids idiopathiques d'un certain volume, la méthode des ponctions ne suffit pas pour guérir le malade.

Follin dit ; « On ne peut se dissimuler que certains abcès « froids ne montrent aucune tendance à diminuer à la suite « de diverses ponctions, ou bien qu'ils restent fistuleux » (1).

Dans ces dernières années, on a substitué au trocart de M. J. Guérin le trocart capillaire et l'aspirateur ; cette méthode rend aujourd'hui de grands services à la chirurgie, mais elle est presque abandonnée pour le traitement de tous les abcès froids, car on lui a reconnu de grands inconvénients : d'abord elle ne donne pas issue au pus, lorsque le moindre grumeau oblitère la canule du trocart ou l'aiguille capillaire ; on a remarqué en outre que, en se servant de l'aiguille la plus fine, le trajet de la piqûre devenait souvent fistuleux.

En résumé, la méthode des ponctions, avec tous ses perfectionnements, est encore bien défectueuse ; appliquée aux abcès froids, d'un certain volume, elle compte beaucoup d'insuccès. Ces résultats nous dispenseront de chercher quelle est la valeur de cette méthode appliquée aux vastes abcès ossifluents externes, puisque leur guérison est toujours plus difficile à obtenir que celle des abcès froids idiopathiques.

II. Méthode des larges incisions. — Les larges incisions

(1) Traité élementaire de pathologie externe, t. I, p. 54.

furent élevées à l'état de méthode dans le traitement des abcès froids, par Flaubert, chirurgien de l'Hôtel-Dieu de Rouen.
En 1820, M. Bailleul, son élève, fit connaître la méthode de
son maître, dans sa thèse inaugurale.

Cette méthode consiste à inciser l'abcès dans toute sa
longueur, et à diriger même, sur l'incision principale, plusieurs incisions transversales de manière à ne laisser aucun
clapier, aucun sinus. On bourre ensuite le tout de charpie
sèche... Les phénomènes ultérieurs et le mode de pansement
sont ceux des larges plaies.

Bégin nous apprend, dans son Mémoire sur l'ouverture des
collections abdominales, qu'il ouvrit largement, sans se préoc-
cuper de l'entrée de l'air dans le foyer, deux abcès par congestion, et que cette pratique fut couronnée de succès (1).

Dupuytren, parlant de cette méthode dit, qu'en général, il
est inutile de pratiquer aux abcès froids ces incisions éten-
dues dont nos prédécesseurs étaient épris (2).

Lisfranc employa cette méthode dans le traitement des abcès par congestion, mais comme de violentes inflammations
acccompagnaient ces larges incisions, il donnait le conseil de
prévenir cette réaction par de copieuses saignées locales :
trente ou quarante sangsues étaient appliquées sur la paroi
du foyer, aussitôt après l'incision, et on y revenait s'il y avait
lieu.

Voici ce qu'a écrit à ce sujet Denonvilliers, ancien interne
de Lisfranc : « Je pense, avec la plupart des chirurgiens, qu'il
« faut proscrire les larges incisions; mais les faits dont j'ai
« été témoin dans le service de Lisfranc, m'ont convaincu que
« l'application des sangsues sur le trajet du foyer est un moyen
« efficace, non-seulement pour prévenir le mouvement fébrile
« qui se développe si souvent après l'ouverture, mais aussi

(1) Journal hebdomadaire de médecine, Paris, 1830, t. I, p. 417.
(2) Dictionnaire de médecine et de chirurgie pratiques, art. Abcès.

« pour retarder, dans certains cas, le développement de
« symptômes adynamiques consécutifs » (1).

Plus tard, il semble encore moins partisan, non-seulement des larges incisions, mais aussi de l'application des sangsues. « Ce mode opératoire, dit-il, est encore celui que préfèrent « aujourd'hni MM. Payan d'Aix, et Michel de Strasbourg. « Malgré l'autorité de ces noms, je n'hésite pas à repousser, « avec la plupart des chirurgiens modernes, le procédé de « l'incision ; j'ai suivi la pratique de Lisfranc, j'ai assisté à « plusieurs de ses opérations et n'ai rien vu dans ses résultats « qui justifiât sa prédilection pour cette opération. L'appli- « cation des sangsues modère, à la vérité, supprime même les « accidents inflammatoires des premiers jours, mais elle ne « peut rien contre les effets bien autrement redoutables de « l'infection putride, et peut-être les favorise-t-elle en ou- « vrant accès à l'air et en faisant subir une perte de sang « nuisible à des malades dont on ne saurait trop ménager les « forces » (2).

Laugier fait grand cas de la méthode des larges incisions appliquée aux abcès froids ; il la recommande aussi pour les abcès par congestion, lorsque l'ouverture de l'abcès est devenue inévitable, mais il proscrit les saignées locales recommmandées par Lisfranc (3).

Nélaton condamne les larges incisions pour les abcès par congestion : quant aux abcès froids, il est d'avis que lorsqu'on aura à traiter une vaste collection purulente, on fasse d'abord plusieurs ponctions pour diminuer le volume de l'abcès. Ce n'est qu'en dernier lieu qu'il conseille d'avoir recours aux larges incisions.

Follin, parlant de cette méthode appliquée aux simples ab-

(1) Dictionnaire des études médicales, t. I, in-8°, 1838, Compendium de chirurgie, t. I, 1840

(2) Dictionnaire encyclopédiqne, art. Abcès, 1864.

(3) Nouveau dictionnaire de médecine et de chirurgie pratiques, art. Abcès.

cès froids, s'exprime ainsi : « Cette méthode très-rationnelle
« n'est applicable que dans certaines régions, et elle devient
« dangereuse pour les abcès énormes. Losque l'abcès est na-
« turellement peu volumineux ou que des ponctions successi-
« ves l'ont réduit à un petit volume, la méthode de Flaubert
« trouve alors son application » (1).

Nous venons de citer les opinions des chirurgiens dont la
pratique a fait autorité à leur époque. Il résulte de cet exposé
que, même pour les abcès froids idiopathiques, ils redoutaient les larges incisions, lorsque la poche était volumineuse,
à cause de l'inflammation trop vive qui les accompagnait.

Si nous appliquons cette méthode au traitement des vastes
abcès ossifluents externes , nous retrouverons les mêmes
inconvénients, auxquels il faudra bien ajouter tous ceux qui
résultent d'une suppuration plus longue.

Nous tenons cependant à faire remarquer que le principal
reproche, presque le seul qu'on adresse à la méthode des
larges incisions, c'est d'occasionner une inflammation trop
vive ; c'est avouer implicitement que si l'on parvenait à pratiquer de larges ouvertures sans déterminer une réaction
aussi vive, cette méthode pourrait donner de bons résultats.

III. Excision de la poche. — Callisen donnait déjà le conseil d'exciser la peau et le tissu cellulaire dans toute la périphérie de l'abcès (2).

En 1803, Antoine Mosnier, dans sa thèse inaugurale, propose l'excision partielle de la poche dans le traitement des
abcès et des tumeurs enkystées (3). Il s'agit de l'opération

(1) Loc. cit.
(2) *Systema chirurgiæ hodiernæ*, t. 1, p. 331.
(3) Dissertation chirurgicale sur un procédé opératoire nouveau ou
du moins inusité dans le traitement des abcès ou des tumeurs enkystées, Paris, 1803 (23 thermidor an XI), thèse de doctorat.

proposée déjà par Chopart : résection d'une partie de la tu·
meur, dont le fond ou la partie résistante forme une cicatrice
qui ne tarde pas à se mettre de niveau avec la peau. Cette
thèse renferme quatre observations, dont aucune malheureu-
sement ne se rapporte à des abcès.

Ce procédé, appliqué aux tumeurs kystiques, ne diffère de
celui que nous recommandons pour les abcès ossifluents que
par le procédé employé pour exciser la poche. Chopart se ser·
vait du bistouri, nous nous servons du caustique. Nous
verrons que les conséquences de ces deux procédés sont très-
différentes.

Plus tard, Seutin (1), généralisant cette méthode, proposa
de traiter les abcès par congestion, par l'excision complète de
la poche purulente. Il rapporte l'observation d'une jeune
fille qui portait à la partie postérieure de la cuisse un abcès
par congestion, consécutif à la lésion d'une vertèbre lombaire.
Il excisa la plus grande partie du kyste après l'avoir ponctionné ; aucun accident ne se manifesta les jours qui suivirent
l'opération ; la plaie se cicatrisa en partie, mais l'abcès repa-
rut au niveau de la vertèbre malade. Deux cautères furent
appliqués de chaque côté de l'apophyse épineuse, et la malade
guérit.

Ce procédé inapplicable aux abcès par congestion, qui affec-
tent des rapports trop importants avec une cavité viscérale,
conviendrait bien aux abcès ossifluents externes ; mais quand
on songe au traumatisme considérable qu'entraînerait une pareille opération, et à la réaction inflammatoire dont elle serait
suivie, on n'est pas étonné qu'elle ait été condamnée par la
plupart des chirurgiens : Nélaton, Denonvilliers, Follin.....

IV. Méthode des injections. — L'idée d'injecter, dans les
abcès des liquides irritants, capables de déterminer une inflam-

(1) Journal de médecine et de chirurgie pratiques, 1841, t. XII,
p. 2.9. Traitement des abcès par congestion par l'excision du kyste.

mation salutaire, est de date bien ancienne. Il y a trois cents ans que Fabrice d'Acquapendente recommandait les injections de mellicérat, de vin, d'oxymel simple, pour nettoyer et modifier le pus qui croupit dans les sinus (1).

Benjamin Bell recommande des injections modificatrices dans la poche des abcès lombaires (2).

Dupuytren injecta, à plusieurs reprises, du vin chaud dans la poche des abcès froids ; il le laissait séjourner pendant dix à quinze minutes, puis il pansait avec de la charpie trempée aussi dans du vin chaud ; cette injection était répétée si la réaction n'était pas assez vive.

En Allemagne, Rust injectait simplement de l'eau bouillante, et Shaack du vin rouge, une solution de sublimé corrosif ou de nitrate d'argent.

Il serait fastidieux de rappeler ici toute la série des différents liquides qui ont été injectés dans les abcès ; nous arriverons tout de suite aux injections de teinture d'iode préconisées par M. Boinet.

C'est en 1849, que MM. Abeille et Boinet publièrent leurs premiers travaux sur l'application des injections iodées au traitement des abcès par congestion. Cette méthode eut un grand retentissement, et les résultats annoncés parurent si satisfaisants que les chirurgiens se mirent à l'œuvre pour expérimenter cette méthode.

Voici comment procède M. Boinet : Il fait une ponction sous-cutanée avec un trocart de moyen calibre, suivant la méthode d'Abernethy et de Boyer : à travers la canule du trocart s'échappe le pus dont on favorise la sortie par des pressions méthodiques. L'évacuation complète du pus est quelquefois rendue difficile par la présence de grumeaux qui débouchent la canule. On adapte à la canule une seringue, pré-

(1) Pentat., Pat., p. 20.
(2) Loc. cit.

lablement chargée, et on pousse dans la cavité de l'abcès un liquide qui se compose de teinture d'iode et d'eau mêlées à parties égales, avec addition de 2 grammes d'iodure de potassium par 100 grammes de liquide. La quantité de liquide injecté varie, suivant l'étendue du foyer, entre 100 et 200 grammes; mais il n'est pas nécessaire de remplir exactement la poche. On laisse séjourner le liquide huit à dix minutes, et pendant ce temps, on exerce des pressions modérées sur la tumeur, afin de faire pénétrer le liquide partout et de le mettre partout en contact avec les parois du foyer. On fait alors sortir le liquide et l'on ferme exactement la petite plaie avec une plaque de diachylon. Le séjour définitif d'une certaine quantité d'iode est sans inconvénient.

Les effets attribués par M. Boinet à la méthode des injections iodées, sont :

« 1° De produire dans les parois du foyer une excitation salu-
« taire.

« 2° De prévenir les funestes conséquences de l'accès de l'air
« et de l'infection putride, par suite de l'action de l'iode qui
« resserre et racornit les tissus, se combine à eux et les met
« dans l'impossibilité d'absorber les gaz délétères, à supposer
« que la décomposition du pus n'ait pas été empêchée.

« 3° Enfin d'agir directement sur les os malades et d'accé-
« lérer la guérison de l'affection principale, guérison sans
« laquelle on ne peut espérer la guérison de l'abcès. »

M. Boinet présenta plusieurs faits en faveur de sa méthode. Ainsi il montra à l'Académie de médecine et à la Société de chirurgie plusieurs malades guéris d'abcès par congestion consécutifs à une lésion de la colonne vertébrale. Ces cas de guérison lui furent fortement contestés.

Dans la séance de la Société de chirurgie du 21 avril 1852 (1),

(1) *Gaz. des Hop.*, 1852.

Robert rapporte deux observations d'abcès vertébraux traités par les injections iodées. Dans les deux cas, le traitement fut suivi d'insuccès. Robert ajoute que la modification subie par la membrane pyogénique n'empêche pas le pus d'être sécrété en aussi grande abondance, et cette persévérance de la suppuration épuise le malade.

Deguise a eu l'occasion de traiter un mal vertébral par les injections iodées ; six mois de traitement n'amenèrent pas la moindre modification heureuse, soit dans l'état général lui-même, soit dans la sécrétion purulente. Le malade succomba épuisé par la fièvre hectique.

Guersant a eu plusieurs fois l'occasion d'employer la méthode des injections iodées, et voici quels ont été ses résultats : Dans trois abcès articulaires le succès a été complet, mais dans deux autres cas il n'a pas été aussi heureux. Dans le premier cas, il s'agissait d'une coxalgie compliquée d'un vaste foyer occupant la moitié de la cuisse. Dès le premier jour il survint des accidents très-graves qui nécessitèrent un débridement le lendemain ; à l'ouverture on trouva une carie de la cavité cotyloïde. Chez un autre malade, la gravité des ccidents survenus dès la première injection a dû l'empêcher d'y recourir de nouveau.

Roux dit qu'il a employé les injections iodées sur troîs malades affectés d'abcès par congestion ; ces malades n'ont pas guéri, mais ils se sont bien trouvés des injections iodées. (1.)

Ces faits furent relatés au courant d'une discussion soulev é par Robert au sein de la Société de chirurgie.

Une commission fut nommée pour examiner les malades soumis à ce traitement, mais nous avons inutilement cherché dans les années suivantes le compte-rendu de cette commission.

(1) Séance de la Société de chirurgie, 12 mai 1852, in *Gaz. des Hop.*

Dans le traité d'iodothérapie de M. Boinet, nous trouvons des faits qui nous intéressent plus directement, car il s'agit de véritables abcès ossifluents externes consécutifs à une lésion articulaire, à une carie de la face postérieure du sacrum, de la crête iliaque.

A la page 726, nous trouvons les observations suivantes :

Carie de l'articulation coxo-fémorale droite avec abcès par congestion. — Plusieurs ouvertures fistuleuses et abcès périphériques furent ouverts et injectés au fur et à mesure qu'ils apparaissaient. Guérison par ankylose.

Abcès froid résultant d'une carie du sacrum, guéri par huit injections iodées. — La tumeur ne contenait que 40 grammes de pus.

Carie de la crête iliaque gauche. — Abcès par congestion contenant 1,400 grammes de pus. Trois injections iodées. Guérison.

Luxation spontanée de l'articulation coxo-fémorale chez un enfant de 3 mois. — Guérison en quinze jours et de la luxation et de l'abcès.

Parlant des abcès chauds et froids, M. Boinet s'exprime ainsi : « Cette manière de traiter les grands abcès chauds et « froids, procure des succès à peu près certains. Si d'ailleurs « elle échouait par hasard, il serait toujours temps d'en venir « aux caustiques et aux autres méthodes conseillées jusqu'à « présent. »

Laissant de côté la question des abcès vertébraux, il ne nous paraît pas douteux que cette méthode appliquée aux abcès froids et aux abcès ossifluents externes, ne donne souvent de bons résultats. Nous avons cité plusieurs faits qui témoignent de l'efficacité de la méthode.

Cependant faut-il admettre avec M. Boinet que l'iode se combine aux tissus, les resserre, les raffermisse, les mette dans l'impossibilité d'absorber les gaz délétères, et par suite prévienne le plus souvent la fièvre hectique ?

Faut-il admettre encore que l'iode agisse très-efficacement sur l'os malade et sur les trajets fistuleux qui y conduisent ?

A défaut d'expérience personnelle suffisante, voyons ce qu'en ont pensé les chirurgiens qui ont employé cette méthode :

Laugier n'a pas eu à se louer des injections iodées, même dans le traitement des abcès froids. Voici du reste ce qu'il en dit : « Je les ai pour ma part essayées bien des fois, j'en ai
« observé de bons effets dans quelques cas, mais je dois dire
« que le plus souvent j'ai été forcé, à cause des accidents lo-
« caux (inflammation vive du foyer, altération du pus, ponc-
« tions devenues fistuleuses sans permettre l'écoulement
« régulier de ce liquide), j'ai été forcé, dis-je, d'en venir à
« une large incision de l'abcès qui faisait cesser tous les
« symptômes fâcheux. On comprend facilement que leur effet
« peut être de donner lieu à une inflammation de meilleure
« nature et c'est de cette manière qu'elles m'ont paru, chez
« quelques-uns de mes malades, avoir agi favorablement :
« mais dans les abcès vastes où elles ont été employées con-
« curremment avec les ponctions successives, on ne voit pas
« bien clairement si l'amélioration obtenue a été due plutôt
« aux unes qu'aux autres. J'ai dit que pour moi j'avais été
« obligé d'y renoncer pour une large incision. Je suis donc
« disposé à croire que pour la cure des abcès froids et par
« congestion, elles ont été l'objet d'un peu d'engouement,
« comme celui qui s'attache d'ordinaire aux traitements nou-
« veaux. » (1).

Quant à l'action des injections iodées sur l'os malade, Laugier est encore plus catégorique et il explique les succès qui ont été attribués à cette méthode, par la simple coïncidence de l'usage de ces injections et d'abcès guérissables spontané-ment. « J'ai tenté bien des fois, ajoute-t-il, sur des ulcères

(1) Loc. cit.

« directs causés par la carie du tarse, les injections d'iode ;
« j'ai versé la teinture pure ou étendue d'eau dans la cavité
« des cavernes osseuses mises à nu, et je dois déclarer que
« pas une seule fois je n'ai pu constater la moindre amélio-
« ration. »

Denonvilliers prétend que cette méthode convient seulement
aux abcès froids d'un petit volume. Parlant des abcès par
congestion, il croit, et cette croyance est fondée sur des
expériences faites sur des caries extérieures, que la teinture
d'iode est sans action sur la lésion osseuse. « Plus d'une fois
« aussi il a pratiqué des injections iodées dans des abcès par
« congestion et il a eu trop souvent le regret de voir, même
« dans des cas assez favorables en apparence, l'ouverture de-
« venir et rester fistuleuse après quelques ponctions, l'infec-
« tion putride ou la fièvre hectique survenir, et les malades
« succomber. » (1.)

Toutefois il ne condamne pas la méthode des injections
iodées, mais il tient moins à l'iode qu'à la méthode des injections excitantes.

M. Chassaignac exprime ainsi son opinion : « Cette méthode,
« après avoir donné de grandes espérances, n'a pas paru réa-
« liser tout ce qu'on en avait attendu. Il faut que des faits
« nombreux et au-dessus de toute contestation, aint été réunis
« et publiés pour savoir définitivement à quoi s'en tenir sur
« sa valeur clinique. Nous inclinons à croire avec M. Boinet
« qu'elle pourra rendre des services réels, mais nous ne
« pouvons jusqu'à présent la considérer que comme une
« méthode à l'étude et sur laquelle l'expérience n'a pas dit
« son dernier mot. » (2).

Il cite ensuite deux cas d'abcès par congestion empruntés à

(1) Dictionnaire encyclopédique.
(2) Traité pratique de la suppuration et du drainage chirurgical
, I, p. 561 (1859).

la thèse du Dr Pain (1), dans lesquels l'injection iodée a été promptement suivie de la mort des malades.

Voici ce que dit Follin de ce mode de traitement appliqué aux abcès ossifluents : « Vanté outre mesure il y a quelques « années, il est aujourd'hui apprécié à sa juste valeur. Il est « certain qu'à ce sujet plus d'une espérance a été déçue. Les « injections peuvent exciter utilement les parois du foyer « morbide, et en même temps agir pour modifier les os ma- « lades ; mais le plus souvent on est obligé de renoncer à ce « mode de traitement reconnu insuffisant, ou bien suivi de « quelques ulcérations des piqûres faites par le trocart. » (2).

Même pour de simples abcès froids, Follin fait remarquer que cette méthode échoue assez souvent.

Aujourd'hui la plupart des chirurgiens se servent de la teinture d'iode comme d'un excellent modificateur, sans en attendre cependant des cures radicales : on sait en effet que, malgré les injections iodées, la suppuration pourra ne pas se tarir, le trajet de la ponction pourra devenir fistuleux, le pus subir la décomposition putride et amener la fièvre hectique si, par de larges incisions, on ne cherche pas à conjurer ces graves accidents.

Robert n'admet pas que les injections iodées pénètrent facilement jusque sur l'os malade : il croit que le liquide est arrêté par les sinuosités du trajet qui de la poche va jusqu'à l'os ou par les grumeaux purulents qui oblitèrent souvent ce trajet. Mais en admettant qu'une petite quantité de liquide pénètre jusque sur l'os malade, nous savons que son action n'y sera pas très-efficace. Par suite, non-seulement la lésion osseuse persistera, mais aussi le trajet sinueux qui conduit jusqu'à elle, et tant que ce trajet ne sera pas oblitéré ou largement ouvert, ne

(1) Paris, 1857.
(2) Pathologie externe, t. II

sait-on pas qu'il peut survenir des accidents assez graves pour rendre de nouveau la guérison très-incertaine ?

Est-ce à dire qu'on doive rejeter une méthode parce qu'elle ne guérit pas toujours? Il faudrait pour cela en avoir une dont le succès fut toujours assuré, et nos prétentions ne vont certes pas jusque-là. Notre but est simplement de chercher dans chacune de ces méthodes quelles sont les imperfections qui peuvent expliquer leurs nombreux insuccès, et d'examiner ensuite si le mode de traitement que nous allons exposer est susceptible des mêmes reproches. Nous avons réuni encore trop peu d'observations pour qu'il nous soit possible d'établir par des chiffres une comparaison sérieuse entre des méthodes anciennes et un procédé qui date d'hier.

V. METHODE DU DRAINAGE. — Cette méthode n'a pris rang dans la thérapeutique chirurgicale que depuis qu'elle a été étudiée et vulgarisée par M. Chassaignac. Nous allons voir quelles sont les applications qu'il en a faites aux abcès ossifluents.

Nous laisserons de côté les nombreuses observations d'abcès par congestion liés à une carie de la colonne vertébrale, pour ne nous occuper que des abcès ossifluents externes traités par cette méthode.

M. Chassaignac n'applique pas le drainage à tous les abcès ossifluents externes ; il se contente d'une simple ponction, combinée aux injections iodées ou au pansement par occlusion pour ceux qui ne dépassent pas un petit volume.

OBSERVATION 214 (1). — *Abcès froid par carie des côtes.* — L'abcès siégeait sur la partie latérale droite de la poitrine, au niveau des dernières côtes ; il était *du volume d'un œuf de poule.*

Ponction avec le trocart, issue de pus de mauvaise nature, lavage à l'eau froide, détersion complète du foyer, injections iodées.

(1) Traité de la suppuration et du drainage, p. 583, t. I.

Le stylet, introduit par l'ouverture, permet de constater l'altération carieuse des côtes. Iodure de potassium, huile de foie de morue.

Quinze jours après, la tumeur est affaissée, vide, mais il reste une fistule.

OBSERVATION 216. — *Abcès froid par carie cartilagineuse des côtes.*—Il y a quatorze ou seize mois, Belin (Louis), âgé de 23 ans, se battit au boulevard Montparnasse. Quinze jours après, il s'aperçut d'une tumeur grosse comme une noix près le cartilage de la troisième côte du côté gauche. Il la négligea pendant une année. Il se présente à l'hôpital le 27 mars 1845. Jamais, suivant son dire, il n'a eu d'affection vénérienne. La tumeur a *le volume d'un œuf de pigeon*, est indolente, sans rougeur, exempte d'inflammation. M. Chassaignac ouvre l'abcès, qui laisse échapper du pus grumeleux. On arrive sur un cartilage dénudé. On ne [trouve pas de côte à nu. Le malade sort le 9 mai ayant une plaie fistuleuse.

OBSERVATION 218. — *Abcès froid par carie des côtes consécutif à une violente contusion.* — Ce malade entre à l'hôpital Saint-Antoine le 22 décembre 1851. Il a fait, il y a deux mois, une chute sur le côté droit du thorax. Au bout d'un mois est survenue en ce point une tumeur qui a grossi peu à peu et qui présente aujourd'hui le *volume d'un œuf de poule.* Ponction avec le trocart. Issue d'un pus sanieux, grisâtre, peu fétide. Constatation avec le stylet du point osseux malade. Injections d'abord à l'eau tiède pour déterger le foyer, puis avec la teinture d'iode et à plusieurs reprises. Pansement par occlusion. Un mois après le traitement, la plaie faite par le trocart est complètement cicatrisée et la tumeur, après avoir acquis un volume égal à celui de la collection primitive, est devenue solide, rénitente et commence à se résorber.

OBSERVATION 220. — *Carie costale compliquée de nécrose.* — Bouaux, âgé de 44 ans, entré le 24 avril à l'hôpital Lariboisière. Il y a deux ans, il a reçu un coup sur la partie inférieure et latérale gauche du thorax. Il y a cinq ou six mois, apparition dans la région malade d'une tumeur qui acquiert en deux mois *le volume d'un œuf de poule;* puis la peau rougit et s'ulcère, et livre passage à une assez grande quantité de pus jaunâtre. Une fistule s'établit. Le 14 avril, établissement d'un tube à drainage au contact de l'os malade.

Le 2 mai, amélioration incontestable dans l'état général et local, Excat.

Les observations précédentes, que nous aurions pu multiplier, sont des exemples d'abcès ossifluents d'un petit volume, aussi leur a-t on appliqué un traitement tout-à-fait simple. Dans pareille circonstance nous ne conseillerions pas d'enlever par le caustique une partie de la poche purulente, et nous imiterions la conduite de M. Chassaignac.

Nous voyons cependant que dans trois des observations ci-dessus, la poche purulente a été remplacée par une fistule ; or, nous savons que tant qu'il existe un trajet fistuleux sous-cutané, il peut survenir des décollements qui constituent de véritables complications. Disons toutefois que plus l'abcès primitif aura été petit, plus on aura de chances de voir les parois de la poche se recoller définitivement. Voilà pourquoi de simples ponctions et quelques injections iodées suffisent le plus souvent à amener la guérison, ou du moins à convertir l'abcès en un trajet fistuleux.

En est-il de même des vastes abcès ossifluents ? Nous croyons qu'on ne nous contredira pas si nous admettons pour eux un pronostic beaucoup plus grave.

Nous aurions voulu rencontrer, dans le livre de M. Chassaignac, des observations d'abcès ossifluents d'un certain volume, traités par la méthode du drainage ; nous n'y avons trouvé que des observations de trajets fistuleux conduisant sur des lésions osseuses.

Nous citerons deux observations où il est dit que les trajets fistuleux avaient succédé à l'ouverture spontanée d'une tumeur purulente volumineuse.

Observation 230. "— *Fistules purulentes par altération du fémur et de l'os coxal.* — Hervy Florence, 27 ans, entre, le 16 septembre 1856, à l'hôpital Lariboisière.

Cette malade a fait deux chutes sur le bassin. Huit ans environ après cet accident apparut à la partie postérieure et supérieure de la cuisse une *tumeur volumineuse*, indolente, qui s'ouvrit spontanément. Quelques mois après, un autre abcès se fit jour un peu plus bas et donna issue, comme le premier, à une quantité considérable de pus. Les fistules qui, du reste, paraissaient communiquer entre elles, ne se cicatrisèrent pas.

En juin et juillet 1856, la malade fit un premier séjour à Lariboisière. On sonda les fistules et l'on trouva le fémur et les os du bassin malade. Cataplasmes, médication tonique. Pas de modification notable au bout de deux mois.

Le 16 septembre, la malade entra de nouveau à l'hôpital, où elle fut soumises aux injections iodées et au drainage.

Six mois après, la malade quitta l'hôpital dans un état très-satisfaisant, mais non guérie.

Elle revint de temps à autre à la consultation ; l'état général et l'état local continuèrent à s'améliorer, et la malade, qui ne souffrait plus, ne tarda pas à reprendre ses travaux.

Observation 321. — *Vaste* collection purulente située dans le creux poplité et provenant d'une carie de l'extrémité inférieure du fémur. Drainage multiple et amélioration considérable au bout de sept mois de traitement.

Nous avons cité ces deux observations parce qu'elles sont tout en faveur de la méthode du drainage, bien que dans les deux cas cette méthode n'ait pas exigé moins de sept mois de traitement pour amener une amélioration considérable.

Nous pourrions citer aussi plusieurs observations où le drainage par adossement a suffi pour améliorer des lésions carieuses des côtes, de l'omoplate et de l'os coxal. Contentons-nous de signaler ces résultats, afin d'utiliser cette méthode, lorsqu'ayant détruit la poche purulente, nous n'aurons plus qu'à nous occuper de la lésion osseuse et du trajet plus ou moins long qui y conduit.

Il est certain en effet que lorsqu'on a affaire à un point
carié communiquant avec l'extérieur par un trajet fistuleux à
travers lequel le pus s'écoule très-mal, l'application d'un
tube à drainage rend de grands services : il prévient la rétention du pus, amène l'amélioration de l'état général et par
suite met le malade dans des conditions excellentes pour
guérir sa lésion osseuse.

Mais lorsque nous aurons affaire à un vaste abcès ossifluent
externe, le drainage, même associé aux injections iodées,
donnera-t-il toujours d'excellents résultats ? Les parois de
la poche finiront-elles toujours par se recoller? Je ne doute pas
qu'on en trouve plusieurs exemples, mais je ne crois pas que
cette cicatrisation soit la règle en pareil cas. Ne voit-on pas
très-souvent la poche de ces abcès se couvrir de fongosités,
source de suppurations intarissables ? On croit la guérison
prochaine lorsqu'on découvre un décollement qui la compro-
met de nouveau. N'est-on pas obligé le plus souvent de renoncer au drainage pour mettre à nu tous ces trajets fongueux ?

La cicatrisation des parois de la poche est souvent plus
difficile à obtenir que celle du point carié. Si on avait affaire
à un abcès froid idiopathique, les décollements seraient moins
à craindre, car dans ce cas il n'existe pas, comme dans les
abcès ossifluents, une source continuelle de pus qui, baignant
les tissus, s'oppose à leur cicatrisation.

En résumé, nous ne prétendons pas que le drainage, associé
aux injections iodées, ne puisse rendre de grands services
dans le traitement des abcès qui nous occupent; nous lui
reprocherons seulement de compter un peu trop sur la cicatrisation des parois de la poche qui très-souvent deviennent
fongueuses et n'ont aucune tendance à se recoller. Même dans
les cas les plus favorables où la poche vient de s'oblitérer,
peut-on dire qu'il y a guérison tant qu'il existe un trajet fistuleux sous-cutané quelquefois très-long? Ne sait-on pas que

ces trajets peuvent s'enflammer et se compliquer de décolle-ments périphériques aussi difficiles à guérir que l'était la poche purulente ?

En second lieu, nous ferons observer que la méthode du drainage seule ne permet pas d'agir sur les os malades, dans les cas où l'on ne peut plus espérer leur guérison spontanée.

VI. Méthode des Caustiques. — Ce chapitre de notre his-torique montrera suffisamment que la méthode des causti-ques est de date bien ancienne, mais il montrera aussi que l'application des caustiques aux vastes abcès ossifluents externes n'a jamais été faite aussi largement que le recom-mande M. L. Labbé.

Hippocrate ouvrait, selon les cas, les abcès avec le feu, le fer ou les caustiques. (1),

L'idée d'ouvrir les abcès avec les caustiques est donc aussi ancienne que la médecine. Depuis lors cette méthode a été tour à tour reprise et abandonnée. Il serait trop long de la suivre dans ces différentes périodes. Nous ne pourrions mieux faire du reste que reproduire ici l'excellent article du diction-naire encyclopédique, Cautère et Cautérisation, de MM. U. Trélat et Ch. Monod. Nous y renverrons le lecteur pour toute la première partie de cet historique.

Mais si l'ouverture des abcès par ces caustiques est bien ancienne, il n'en est pas de même de la destruction partielle et de la modification des parois de la poche par les caustiques.

En 1775, Clare écrit sur le traitement des abcès par les caustiques, mais ne parle de cette méthode que comme moyen plus avantageux de donner issue au pus. (2).

David de Rouen adresse en 1764 un long mémoire à l'Aca-démie royale de chirurgie qui avait mis au concours la ques-

(1) Aph. VII, 44 et passim.

(2) An Essay of the cure of abscesses by caustic, Londres, 1775, in-8°, brad. française, Londres et Paris, 1785.

tion suivante : *Déterminer la manière d'ouvrir les abcès et leur assigner un traitement méthodique suivant les différentes parties du corps.* Dans ce mémoire, qui obtint le prix et qui attira sur son auteur les plus grands éloges, il est question de l'ouverture des abcès par les caustiques dans certains cas déterminés, mais l'auteur ne parle ni de la modification, ni de la destruction de la poche par les mêmes agents (1).

Le docteur Souchotte soutient une thèse de doctorat en 1803 sur l'ouverture des grands dépôts et à propos des caustiques il n'ajoute rien à ce qu'avait écrit David de Rouen (2).

Le docteur Dupuy, dans sa thèse inaugurale, parle du traitement par les caustiques dans le même sens que ses prédécesseurs. (3).

Jusque là on cherchait simplement par cette méthode à donner à l'ouverture une plus grande étendue, à ménager au pus une sortie plus facile et à s'opposer à la cicatrisation de l'ouverture, avant que les parois de la poche ne fussent recollées.

Mais déjà du temps de Boyer on avait remarqué que la potasse caustique excitait les parois de la poche et en déterminait plus promptement le dégorgement, ce qui n'empêcha pas cet éminent clinicien de proscrire l'emploi des caustiques dans les cas où l'abcès froid était très-volumineux, « On « obtient ainsi, disait-il, une ouverture trop grande pour « qu'on puisse modérer à volonté l'écoulement du pus ; en « sorte que le foyer se vidant tout à coup, ses parois très- « amples ne peuvent pas revenir assez vite sur elles-mêmes

(1) In-Prix de l'Académie royale de chirurgie, t. *IV*, p. 121, séparément, Paris, 1764, in-8o.

(2) Essai sur l'ouverture des grands dépôts, th. de Paris, an XI, 1803.

(3) Dissertation sur les abcès ou tumeurs purulentes en général, thèse de Paris, an XIII, 1805.

« pour empêcher l'accès de l'air et les accidents qui en
« résultent. » (1).

Dupuytren conseille de laisser l'eschare se détacher spontanément, lorsqu'il n'y a pas nécessité d'agir rapidement. Il
avait remarqué que la poche se vidant par gradation, revient
peu à peu sur elle-même, que le pus qui s'écoule alors a subi,
sous l'influence de l'irritation déterminée par la potasse, une
modification salutaire. Lorsque l'eschare commence à se
détacher, on trouve déjà la cavité du foyer presque entièrement comblée ; des bourgeons celluleux et vasculaires se
sont développés au fond de la plaie, et tout est déjà prêt pour
le recollement des bords qui ne se fait pas longtemps attendre. Mais il redoute aussi l'entrée de l'air dans les grands
abcès froids, et, pour cette raison, il préfère aux caustiques la
méthode des ponctions successives (2).

Roux et Bérard proscrivent les caustiques pour les abcès
par congestion et pour les abcès froids très-considérables : ils
invoquent les mêmes raisons que Boyer et Dupuytren (3).

L'action des caustiques sur les parois de la poche était donc
bien connue des chirurgiens de cette époque, et Dupuytren a
formulé cette action en termes aussi précis que possible ;
mais ils redoutaient l'ouverture des vastes foyers purulents.

Denonvilliers, reconnaissant que la méthode des caustiques
convient aux abcès d'un volume médiocre, conseille de faire
en sorte d'obtenir une eschare allongée et proportionnée au
volume de la tumeur : en général, dit-il, l'étendue de cette
eschare varie de 1 à 2 centimètres.

Dans un abcès volumineux on pourrait essayer, dit-il, d'appliquer du caustique à chacune de ses extrémités (4).

<hr>

(1) Traité des maladies chirurgicales, t I, p. 543.
(2) Dictionnaire de médecine et de chirurgie pratiques, art. Abcès.
(3) Dictionnaire en 30 volumes. Abcès en général, t. 1.
(4) Compendium de chirurgie, art. Abcès.

Nélaton et Follin reproduisent les idées de leurs prédécesseurs : ils font remarquer l'action bienfaisante des caustiques sur la membrane pyogénique , mais ils ne les conseillent que pour les abcès d'un petit volume.

Si la couche des tissus à traverser est trop épaisse, tous ces auteurs conseillent d'appliquer du chlorure de zinc sur l'eschare produite par la pâte de Vienne ou même d'inciser l'eschare avec le bistouri.

L'application des caustiques aux vastes collections purulentes serait-elle donc d'un usage aussi dangereux que le prétendent les auteurs que nous venons de citer? Oui, si l'on ne fait pas aux vastes foyers une ouverture plus grande qu'aux petites collections, car le caustique, appliqué sur une petite étendue, ne pourra exercer son action modificatrice sur une large membrane pyogénique; dès lors elle s'enflammera; le pus stagnant dans les divers replis de cette poche subira a décomposition putride, et le malade sera exposé à tous les accidents de la fièvre hectique.

A l'appui de cette opinion, nous trouvons dans le traité des maladies chirurgicales de Boyer, une observation d'abcès ossifluent externe traité par le caustique (1).

OBSERVATION. — Un homme, âgé d'environ 50 ans, vint consulter Boyer pour une tumeur située à la partie postérieure droite du bassin, au-dessous de la tubérosité de l'os ilion. Au bout de deux mois, la tumeur avait augmenté de volume, s'était ramollie et présentait une fluctuation évidente. C'est alors que Boyer ouvrit la tumeur par l'application de la pierre à cautère et l'incision de l'eschare. Il s'écoula une grande quantité de matière sanieuse, inodore, et, pendant un mois, un écoulement abondant de pus se soutint sans être accompagné d'aucun phénomène remarquable. Ensuite, la sanie devint ichoreuse et fétide, la fièvre lente et le dévoiement survinrent, et le malade mourut dans le marasme environ trois mois après son entrée à l'hôpital.

(1) T. III, p. 475.

A l'autopsie, on trouva une carie de l'épine postérieure de l'os des iles. Un sinus fistuleux s'étendait depuis l'ouverture extérieure jusqu'à l'épine postérieure de l'os des iles en passant devant le muscle grand fessier.

Nous avons cité cette observation pour montrer que si on ouvre les vastes abcès avec une simple pastille de potasse caustique, on s'expose aux mêmes accidents qu'avec les ponctions.

Mais si nous appliquions à la surface d'une vaste collection purulente une large couche de caustique, son action modificatrice pourrait s'étendre à toute la poche; nous n'aurions plus à craindre la stagnation du pus, puisque la poche serait réduite à une surface plane; une seule chose serait à craindre, c'est que l'inflammation ne fût trop vive; si l'on en jugeait, en effet, par la réaction que produirait un pareil traumatisme pratiqué avec le bistouri, on aurait bien raison de la redouter; mais l'inflammation qui succède à l'application d'un caustique, même très-étendu, n'est jamais redoutable. L'état général du malade ne se ressent pas davantage de ces vastes applications de caustiques que de ces petits cautères appliqués sur les petites collections, pourvu, toutefois, que l'on n'ait pas affaire à un abcès traversant la poitrine ou l'abdomen.

Les faits que nous avons recueillis prouveront suffisamment l'innocuité des larges applications de caustique sur les vastes abcès ossifluents externes.

Avant d'exposer ce procédé basé sur la destruction de la partie externe de la poche et sur la modification subie par l'autre partie, cherchons si nous retrouvons quelques essais de ce genre dans les divers auteurs contemporains.

Bonnet de Lyon a appliqué cette méthode au traitement des gros kystes (1). Il a repris l'idée de Chopart, mais il l'a trans-

(1) Philipeaux. Traité pratique de la cautérisation, d'après l'enseignement clinique de Bonnet de Lyon. Paris, 1856.

formée complètement en remplaçant le bistouri par la pâte de Vienne et le chlorure de zinc. Il n'a pas osé transporter cette méthode au traitement des vastes abcès froids, mais nous devons à la vérité de dire que, le premier, il a rompu avec les craintes de ses prédécesseurs, et qu'il a appliqué aux vastes collections purulentes le traitement par les caustiques, conseillé jusqu'alors pour les petites collections, mais redouté dès que celles-ci prenaient un certain volume.

Quant il avait à traiter de vastes poches kystiques, il en détruisait, par le caustique, la moitié extérieure, mais il ne procédait pas de la même façon pour les gros abcès.

« 2° Si l'abcès est plus étendu, dit-il, on peut appliquer di-
« vers morceaux du même caustique à sa surface, en les dis-
« posant de manière à faire plusieurs ouvertures, à en pro-
« duire, par exemple, au centre et aux extrémités. 3° On peut
« aussi appliquer une *traînée* de pâte de Vienne, dans toute
« la longueur de l'abcès, et revenir à l'application de ce même
« caustique jusqu'à ce qu'on ait ouvert le foyer purulent. Cette
« cautérisation provoque une inflammation vive ; l'eschare
« met presque complètement à nu, lors de son élimination,
« la surface profonde de l'abcès, qui se couvre bientôt de
« bourgeons charnus, dont on accélère la cicatrisation par des
« pansements quotidiens avec des plumasseaux endnits de
« la pommade iodurée du Codex. » (1)

Jusque-là on s'était préoccupé surtout de modifier la poche par les caustiques, mais on avait craint de les faire servir à détruire en même temps une grande partie de cette poche.

Bonnet fit le premier pas dans cette voie.

Le procédé que nous recommandons a le mérite de reproduire dans toute sa rigueur le procédé que Bonnet recommandait pour les gros kystes, mais qu'il n'a pas appliqué complètement aux abcès ossifluents.

(1) Philipeaux, loc. cit.

En résumé, les caustiques servirent d'abord à ouvrir simplement les abcès. On s'en servit ensuite pour ouvrir la poche dans toute sa longueur. Le procédé de M. L. Labbé consiste à détruire avec les caustiques la moitié externe de la poche, tout en modifiant l'autre moitié.

Nous avons parlé de l'application des caustiques à la face externe des abcès : il nous reste à parler de la cautérisation de leur face interne. Cette méthode se propose de déterminer sur cette face une inflammation salutaire qui amène l'accolement des parois. Elle se relie très-intimement à la méthode des injections irritantes.

Moreau-Boutard propose de faire avec le bistouri des scarifications à la face interne de la poche (1).

Le Dr Pineau soutient une thèse sur les abcès en général et leur traitement par la cautérisation au nitrate d'argent (2).

Bonnet propose de promener le cautère actuel sur la face interne de la poche des abcès froids. Il conseille aussi d'ouvrir les abcès avec le caustique de Vienne et le chlorure de zinc et de cautériser ensuite avec ce dernier toute la face interne. Il mélange le chlorure de zinc avec du coton et le maintient appliqué contre la face interne de la poche pendant cinq à six heures.

On trouve encore dans l'ouvrage de M. Philipeaux que Bonnet avait eu l'idée de traiter les abcès articulaires par le séton caustique. Plus tard M. Vallette fit l'application de ce procédé aux vastes abcès froids. On le trouvera décrit à la 24e leçon de sa clinique chirurgicale (3).

Il se sert comme séton d'une ficelle entourée de pâte de chlo-

(1) Essai d'un nouveau procédé pour obtenir le recollement dans les foyers purulents. In Journal de chirurgie, t. II, p. 358, 1844.

(2) Thèse de Doctorat, Paris, 1859.

(3) Clinique chirurgicale de l'Hôtel-Dieu de Lyon, par Valette. Paris, J.-B. Baillière, 1875.

rure de zinc. Le volume du séton doit être proportionné à celui de l'abcès. On l'introduit à l'aide d'un trocart courbe. Le caustique ne tarde pas à être dissous par les liquides qui remplissent l'abcès et par agir sur ses parois.

M. Valette recommande surtout son procédé pour les vastes abcès froids idiopathiques. Il est applicable aussi aux abcès ossifluents externes ; toutefois, ajoute-t-il, il faut s'attenpre à trouver plus de difficulté pour la guérison.

Que dirai-je de cette méthode, ne l'ayant jamais vu employer et ne trouvant dans les auteurs rien qui vienne en aide à mon appréciation? Je lui reprocherais volontiers, comme à plusieurs autres méthodes, de rendre difficile toute intervention énergique sur le point osseux malade et sur les trajets qui y conduisent, si M. Valette n'avait lui-même prévenu ce reproche. Nous trouvons, en effet. dans la même clinique, le passage suivant :

« S'il s'agit d'un abcès migrateur, dit-il, c'est-à-dire d'un abcès dans lequel la collection purulente soit dans un point éloigné de l'origine du mal et ne communiquant avec lui que par un canal plus ou moins tortueux, la cautérisation sera dans ce cas inefficace. »

Par abcès migrateurs, M. Valette n'entend pas seulement les abcès vertébraux, mais aussi ceux qui viennent d'une lésion des autres os du tronc et des membres. Nous trouvons, en effet, au commencement de sa clinique, les définitions suivantes, qui ne permettent aucun doute sur la signification des termes qu'il emploie :

« Abcès froids par congestion, ou ceux qui ont traversé une
« cavité viscérale.

« Abcès ossifluents migrateurs, ou ceux qui siègent sur les
« membres ou les autres parties du tronc. »

CHAPITRE III.

Exposition d'un procédé particulier de la méthode des caustiques appliquée aux abcès ossifluents externes volumineux. — De la conduite a tenir devant les différentes complications qui peuvent se présenter.

Guidé par les idées que nous avons émises plus haut, à savoir : éviter la formation de clapiers où s'accumule le pus, modifier la membrane pyogénique de telle façon qu'elle devienne le siége d'une inflammation de bonne nature, se préparer enfin des voies faciles pour agir sur la lésion osseuse lorsqu'il y a lieu. M. Labbé a appliqué la méthode des caustiques aux vastes collections purulentes ; mais il ne s'est pas contenté, comme Bonnet de Lyon, de faire à la surface de la poche une application linéaire de caustique de Vienne, il en a recouvert la poche presque complètement, de façon à détruire toute sa partie externe et à modifier l'autre partie.

Voici comment on procède :

On reconnaît d'abord, autant que possible, les limites de la poche purulente.

On découpe, dans une bande de diachylon, une large ouverture circulaire dont la circonférence soit un peu plus petite que celle de la tumeur. Le rayon de cette circonférence aura à peu près un centimètre et demi de moins que celui de l'abcès.

Le diachylon, ainsi taillé, est appliqué, par sa face adhérente, sur la tumeur, de façon que l'ouverture circulaire soit incluse dans la circonférence de l'abcès.

On prépare ensuite une quantité suffisante de pâte de Vienne (poudre de Vienne et alcool), pour recouvrir toute la peau comprise dans l'ouverture ; l'épaisseur de cette couche est peu importante car elle n'agit que par sa surface.

On laisse la pâte de Vienne en contact avec la peau, pendant un quart d'heure, et quand on l'enlève, on trouve au-

dessous une large eschare noirâtre qui dépasse de 5 millimè-
tres environ le point où s'est arrêté le caustique. Il reste
donc, de la partie externe de la poche, une bande circulaire
de 1 centimètre de large. Il en résulte qu'à la chute de l'eschare, les bords de la plaie sous-jacente seront déjà légèrement recroquevillés, ce qui ne gênera nullement l'évacuation
du pus, et qui diminuera d'autant la longueur du travail de
cicatrisation.

L'application de la pâte de Vienne sur une large surface est
douloureuse. Si on a à traiter un enfant dont les mouvements
gêneraient l'application du caustique, on pourra l'endormir,
ce qui ne sera pas nécsssaire quand on aura affaire à un
adulte.

Après avoir enlevé la pâte de Vienne, on essuie bien toute
la région, et on recouvre l'eschare avec une plaque de diachylon.

Pendant trois à quatre jours, le malade ne souffre pas et
peut vaquer à ses occupations ordinaires. Au bout de ce temps,
il accuse quelques douleurs qui nous avertissent que le travail
d'élimination a commencé. A ce moment, on remplace le diachylon par des cataplasmes.

L'inflammation éliminatrice ne s'accompagne pas d'un
grand retentissement sur l'état général ; tout au plus si la
température axillaire atteint 38°,5. Dans tous les cas, nous
avons vu, après l'application du caustique, les malades continuer à manger comme par le passé. L'un d'eux était une petite fille de 7 ans, qui a toujours conservé son appétit et sa
gaîté ordinaires.

Les jours suivants, on remarque que le sillon qui sépare
l'eschare des parties saines se creuse de plus en plus et s'é-
largit d'une façon très-appréciable. En même temps, l'eschare
se racornit sur ses bords, et la paroi du sillon, qui appartient
aux parties saines, se recouvre de bourgeons charnus. A ce
moment, il faut avoir bien soin de ne pas presser sur la poche

pour hâter la sortie du pus. C'est un travail qui doit être confié entièrement à la nature.

Ainsi, en laissant les choses suivre leur cours, on verra bientôt le pus se faire jour en un point du sillon, et quelquefois en plusieurs points. Ces orifices sont, en général, petits ; aussi, le pus s'écoule-t-il lentement ; à mesure qu'il s'écoule, la poche revient sur elle-même, sa paroi postérieure se met presque de niveau avec les téguments environnants, en sorte qu'après la chute de l'eschare, nous n'avons plus affaire qu'à une plaie déjà rétrécie, et couverte, en général, de magnifiques bourgeons charnus.

Nous recommandons de continuer l'application des cataplasmes jusqu'à la chute de l'eschare et de ne faire aucune manœuvre pour hâter son élimination.

Il peut arriver que le sillon ait atteint toute sa profondeur sans arriver sur la poche purulente ; cette question sera jugée une dizaine de jours au plus après l'application du caustique. Dans ce cas, quelle conduite tenir ? Nous conseillons d'attendre la chute de l'eschare et d'appliquer successivement sur la plaie sous-jacente une ou plusieurs couches de pâte de Canquoin. Il ne faut jamais avoir recours au bistouri pour hâter la sortie du pus, car on se priverait ainsi de deux éléments très-importants dans ce mode de traitement : l'élimination lente du pus et l'action modificatrice des caustiques.

Lorsque nous aurons affaire à un abcès profond sous-musculaire, faudra-t-il détruire avec le caustique toute la couche de muscles qui recouvre la poche? Ce serait là une thérapeutique trop hardie que nous nous ne conseillons pas. Mais, dans la majorité des cas, notre procédé reste applicable, car ces vastes collections purulentes siégent le plus souvent sous la peau et communiquent avec l'os malade par des trajets plus ou moins longs et sinueux. C'est ainsi du moins que se comportait le pus dans les observations que nous avons recueillies, et dans celles que nous avons rencontrées dans les traités de Chassaignac, Boinet, Boyer, etc.

Dans les cas beaucoup plus rares où le pus n'aura pu se faire jour jusque sous la peau, le chirurgien jugera si l'épaisseur des tissus à traverser est trop considérable ou encore s'ils renferment des vaisseaux, et des nerfs trop importants pour être sacrifiés. Il pourra alors avoir recours à l'une des méthodes que nous avons décrites précédemment. C'est dans ce cas qu'on se trouvera très-bien, comme nous le dirons tout à l'heure, de la cautérisation profonde de la poche et du débridement des trajets fistuleux avec le fer rouge.

Supposons le cas le plus ordinaire, celui où l'abcès ossifluent externe est devenu sous-cutané. En appliquant le caustique, nous avons réduit la poche à une plaie ordinaire qui va tous les jours se retrécissant ; nous pansons cette plaie avec l'alcool, l'onguent styrax, ou le nitrate d'argent, ou tout autre stimulant employé en pareil cas, suivant les différents aspects de la plaie. Dès ce moment il n'est plus question de cette vaste collection purulente qui nous inquiétait tout d'abord ; sa cicatrisation est assurée. Mais, sur un point de cette plaie, situé au centre ou à la périphérie, nous découvrons un trajet fistuleux qui conduit jusqu'à l'os malade. La constatation de la carie osseuse n'est pas toujours facile, car le trajet qui conduit jusqu'à elle est le plus souvent très-sinueux, et nous savons qu'il n'est pas prudent que le stylet aille quand même à sa recherche. Du reste, on peut soupçonner d'après la direction du trajet s'il vient d'une surface osseuse.

Dès que le trajet fistuleux est constaté, nous observons tous les jours la quantité de pus qui s'en écoule, nous cherchons s'il ne s'accumule pas, s'il ne se fait pas quelque part une fusée purulente. Tant que la quantité de pus qui s'écoule par la pression n'augmente pas sensiblement, nous laissons les choses suivre leurs cours. La plaie se rétrécit de plus en plus, et la fistule persiste. Si au contraire nous remarquons que le pus s'accumule, nous introduisons à travers le trajet fistuleux des flèches de pâte de Canquoin. Ce caustique détermine autour de lui une eschare qui agrandit considérablement le diamètre du trajet fistuleux : il nous est alors plus facile de voir de quel point arrive le pus et d'introduire de nouveau des flèches de Canquoin dans cette direction.

Il est rare qu'après l'application deux ou trois fois répétée de pâte de Canquoin, on n'arrive pas sur la lésion osseuse, qui dès lors trouve une voie largement ouverte pour donner issue au pus qu'elle secrète.

Convertir un trajet sinueux à travers lequel le pus s'écoule avec peine en un large orifice par où il s'écoule librement, ne nous semble pas un des moindres avantages de ce procédé. L'écoulement difficile du pus entraîne tôt ou tard la formation de fusées purulentes, de clapiers plus ou moins étendus. Or, parmi toutes les méthodes que nous avons décrites, quelle est celle qui permettra d'agir sûrement sur un trajet qu'on ne peut voir et dont on ne connaît pas exactement la situation ? Nous savons combien il est douteux que les injections iodées pénètrent à travers ces longs trajets jusque sur la lésion osseuse ; nous avons vu aussi que plusieurs chirurgiens refusaient à la teinture d'iode toute espèce d'action sur cette lésion. Mais, en admettant même qu'une petite quantité pénètre très-profondément et modifie avantageusement les parties malades, ne voit-on pas que, si la guérison se fait longtemps attendre, ce qui est le cas le plus fréquent, on est à chaque instant exposé à voir survenir les accidents dus à la rétention du pus ou à son écoulement difficile.

Bientôt il ne reste plus à traiter que la lésion osseuse, et qu'il nous soit permis de faire observer combien sera facile désormais le traitement de cette lésion que nous avons ainsi étalée au grand jour.

Les règles à suivre dans la thérapeutique des lésions osseuses ont été tracées depuis longtemps ; aussi nous contenterons-nous de résumer les différents modes de traitement qui ont été appliqués aux cas dont nous avons été témoin.

Lorsqu'il s'écoulait peu de pus et qu'il n'y avait aucune complication locale, on s'est contenté de soigner l'état général en donnant de l'huile de foie de morue, du sirop d'iodure de fer, des toniques sous toutes les formes et en recommandant une bonne hygiène : c'est ainsi que plusieurs de nos malades ont pu aller chez eux hâter leur guérison.

Dans plusieurs cas les flèches de Canquoin introduites profondément ont dû arriver jusque sur l'os malade et agir avantageusement sur lui, en sorte que nous avons peut-être tort de considérer ces lésions comme ayant guéri spontanément.

Mais il peut se présenter des complications plus sérieuses, réclamant une intervention plus énergique. Après avoir détruit la poche, on découvre des trajets longs et multiples dans lesquels le pus a de la tendance à s'accumuler en décollant les tissus voisins. Les flèches de Canquoin n'ont pu être introduites assez profondément pour livrer au pus un passage facile ; il en est résulté des clapiers et de nouveaux trajets fistuleux ; l'état général va en s'affaiblissant ; le malade a de la fièvre ; il est bien évident qu'il n'y a plus aucune chance de cicatrisation, et que la mort est prochaine, si on ne se décide à une intervention chirurgicale énergique. C'est dans ces cas là que Bonnet (de Lyon) conseille « d'inciser ces « décollements dans toute leur longueur, tantôt avec le bis- « touri, le plus souvent avec le fer rouge, afin de prévenir « toute perte de sang : il éteint des cautères rougis à blanc « dans la cavité de ces abcès jusqu'à ce que celle-ci soit « désséchée aussi complètement que possible. Il suffit en « général de promener le cautère actuel pendant quelques

« minutes sur leur face interne pour obtenir ce résultat » (1).

Nous trouvons à la suite quelques observations où cette pratique a été suivie d'un plein succès. Nous nous bornerons à en donner le résumé.

OBSERVATION XXVII, *page* 243. — Abcès de la partie externe de la hanche communiquant probablement avec l'articulation, se continuant, dans tous les cas, au niveau du bord inférieur du grand fessier, jusqu'en arrière du col du fémur et touchant aux muscles de la région pelvi-trochantérienne.

Ouverture de cet abcès d'abord avec la potasse caustique, puis avec le fer rouge, cautérisation de toute la surface interne avec plus de douze fers rouges. Deux cautères coniques furent enfoncés jusqu'au devant du grand fessier, dans le trajet fistuleux qui se dirigeait vers la partie postérieure de la jointure.

Trois mois après la cautérisation, guérison presque complète.

OBSERVATION XXVIII. — Vaste abcès au côté externe de la hanche, se prolongeant en avant sous le fascia lata et le couturier, entre le droit antérieur et la partie moyenne du triceps ; en arrière, entre le tenseur de l'aponévrose et la partie externe du triceps.

On éteint dix à douze cautères dans la profondeur de l'abcès. Les suites de l'opération furent plus graves que dans le cas précédent, mais au quatrième mois, la cicatrisation était presque achevée.

OBSERVATION XXX. — Abcès froid situé entre les muscles de la cuisse tellement étendu que, en mesurant, quelques mois après la guérison, la cicatrice des incisions, on a trouvé qu'elle mesurait 76 centimètres. Elle avait la forme d'un U.

L'abcès avait été ouvert par une incision de 15 centimètres. Il s'en suivit une suppuration et une fièvre telles que tout semblait annoncer une fin prochaine. Incision de l'abcès dans toute sa longueur, cautérisation profonde de toute sa surface interne avec le fer rouge ; après plusieurs mois, la guérison était complète et la marche facile.

Nous avons cité ces trois observations pour indiquer la marche à suivre lorsque, après avoir détruit la partie externe

(1) Philipeaux, loc. cit.

de l'abcès et obtenu la cicatrisation de l'autre partie, on rencontre des fusées purulentes sous-musculaires et des décollements multiples. Plusieurs fois nous avons vu notre maître M. L. Labbé, employer le fer rouge dans des cas analogues et en retirer d'excellents résultats.

Cette méthode a quelque chose d'effrayant qui l'empêchera de se vulgariser. Voici ce que nous trouvons à son sujet dans le livre de M. Philipeaux : « L'ouverture des vastes abcès froids
« dans toute leur étendue et la cautérisation de leur surface
« interne est une méthode de traitement qui aura sans doute
« beaucoup de peine à se répandre dans la pratique. La seule
« idée de l'emploi de ce moyen soulève tant de répugnance,
« la conviction fâcheuse où l'on est généralement du danger
« qu'il entraîne à sa suite, et les malades atteints de pareilles
« lésions sont si peu disposés à employer les services d'une
« chirurgie active, que nous sommes convaincus que, même
« après avoir lu l'histoire si concluante des succès qu'elle
« peut procurer, elle ne sera pas plus employée qu'elle ne
« l'a été jusqu'ici. Ces motifs de répulsion doivent être
« déplorés, car les suites de la cautérisation sont en général
« simples, et la modification qu'elle imprime aux tissus
« malades si énergique que l'expérience que M. Bonnet
« en a acquise l'a conduit à en faire de plus en plus usage. »

Nous nous associons à ces regrets, convaincu qu'entre des mains habiles le cautère actuel peut rendre de grands services. Nous pourrions appuyer notre opinion de quelques observations, mais comme elles ne se rapportent pas à des abcès ossifluents, nous n'avons pas cru devoir les citer ici.

Nous recommandons également l'emploi d'une large couche de caustique pour le traitement des vastes abcès froids idiopathiques, mais nous sommes tout prêt à reconnaître que bien d'autres méthodes pourront amener leur guérison. Cependant, lorsque ces abcès sont d'un certain volume, on éprouve souvent bien des difficultés à obtenir le recollement des parois de la poche ; elles se recouvrent de fongosités blafardes qui suppurent abondamment, au grand détriment de l'état général du malade qui va s'affaiblissant. En ayant recours au procédé que nous avons décrit, on obtiendra, il est vrai, une cicatrice plus étendue que si on eût employé un autre mode de traitement, mais en revanche on évitera une foule de complications.

Dans le courant de ce travail, nous avons à peine parlé des abcès articulaires qui, par la gravité qu'ils empruntent à leur origine, revêtent une forme clinique différente des abcès ossifluents ordinaires. Il en est pourtant quelques-uns à qui cette méthode des caustiques est parfaitement applicable ; ce sont les abcès éloignés de l'articulation et ne communiquant avec elle que par un trajet étroit et sinueux. On obtiendra aisément la cicatrisation de la poche par l'application du caustique, et il restera une fistule qui pourra s'oblitérer ou ne guérir qu'avec la lésion articulaire. Le plus souvent ces abcès menacent de perforer la peau avant d'avoir acquis un grand volume. Dans ce cas-là le procédé que nous recommandons sera tout à fait inutile ; ce n'est que lorsqu'ils auront acquis un certain volume qu'on se trouvera bien, pour obtenir rapidement la cicatrisation de la poche, d'avoir recours aux caustiques. Faudra-t-il introduire des flèches de pâte de Canquoin à travers le trajet fistuleux qui conduit dans l'articulation ? Évidemment il serait dangereux de poursuivre quand même ce trajet, en l'élargissant, jusque sur une des extrémités articulaires, mais on sera autorisé à chercher tous les moyens capables d'assurer le libre écoulement du pus. Si on arrive à enrayer la lésion articulaire par les moyens appropriés, la fistule se tarira bientôt, et la guérison surviendra d'autant plus vite qu'on aura déjà réparé les désordres produits par l'infiltration du pus dans les tissus péri-articulaires.

Nous avons à plusieurs reprises fait valoir les avantages de ce procédé. Résumons-les en quelques mots :

1° Destruction de la moitié externe de la poche et modification de l'autre moitié à l'aide des caustiques.

2° Transformation d'une cavité close purulente en une plaie superficielle, et par suite stagnation et décomposition du pus impossibles.

3° Facilité beaucoup plus grande d'agir non-seulement sur les trajets sinueux qui conduisent sur la lésion osseuse, mais aussi sur cette lésion elle-même.

4° Transformation d'un trajet sinueux en un trajet plus large et plus facilement perméable.

A côté de ses avantages voyons quels peuvent être ses inconvénients.

Les auteurs ont craint de conseiller ce procédé, même dans le traitement des abcès froids idiopathiques, parce qu'ils redoutaient une violente inflammation. Les observations qui suivent font justice de cette objection.

On peut encore lui reprocher de créer une vaste plaie dont la réparation sera longue et difficile et exposera le malade à tous les accidents qui peuvent entraver sa cicatrisation. Mais cette objection, vraie pour les plaies faites avec le bistouri, n'a plus la même valeur quand elle s'adresse à des plaies produites par le caustique : on sait en effet que l'érysipèle, l'infection purulente les compliquent rarement. Quant à la cicatrisation, nous l'avons toujours vue suivre la marche ordinaire et se terminer en temps voulu.

Une objection plus importante peut être tirée de l'étendue de la cicatrice : nous convenons en effet que cette méthode donne comme résultat une cicatrice plus large que celle qu'on obtiendrait par les autres procédés. Mais on sait à quelles minimes proportions se réduisent les plaies les plus vastes lorsqu'elles sont cicatrisées. La cicatrice serait-elle plus grande que nous ne verrions pas là une raison suffisante pour faire rejeter ce procédé. Qu'est-ce en effet qu'une cicatrice cachée le plus souvent par les vêtements ? Siégeant sur un pli articulaire, elle pourrait avoir de plus graves inconvénients ; mais on sait qu'au niveau des plis articulaires, la peau est adhérente aux parties profondes et le tissu cellulaire beaucoup moins abondant. Ce sont là des conditions qui, jointes aux mouvements incessants de la région, s'opposent à l'accumulation du pus. Voilà pourquoi les abcès froids siégent très-rarement au niveau des plis articulaires et fusent presque toujours au-dessus ou au-dessous.

Dans le cas d'un abcès articulaire, une cicatrice située au niveau de l'articulation, ou adhérente aux extrémités osseuses pourrait gêner les mouvements, mais quand un articulation a été assez gravement compromise pour donner naissance à un abcès, les causes qui s'opposent au rétablissement des mouvements sont si nombreuses que la présence d'une cicatrice dans le voisinage nous paraît constituer un inconvénient bien secondaire.

Parmi les observations que nous présentons à l'appui de ce nouveau mode de traitement, il est deux cas qui ont été suivis d'insuccès. Deux insuccès sur sept faits observés constituent, nous dira-t-on, une proportion assez défavorable ! Et en effet si les deux malades qui ont succombé avaient été atteints de simples abcès ossifluents externes, nous ne serions pas en droit de dire que le traitement de ces abcès, tel que nous l'avons indiqué, n'est jamais accompagné de phénomènes généraux graves conduisant à la fièvre hectique ou à la pyohémie. Mais on verra que les deux malades qui ont succombé étaient atteints de carie vertébrale, que cette lésion avait donné naissance à de vastes abcès par congestion ayant cheminé au-devant de la colonne vertébrale ; dans l'un des deux cas, la poche purulente remplissait l'une des fosses iliaques; envoyait un premier prolongement dans la fosse iliaque opposée, en passant sous le ligament vertébral commun antérieur et un deuxième prolongement au-dessus de la crête iliaque. C'est par ce dernier trajet que le pus, venu de la colonne vertébrale, avait fini par former dans la fosse iliaque externe une vaste collection purulente.

Dans l'autre cas nous avons eu affaire à un vaste abcès du dos, consécutif à une carie de l'extrémité postérieure des dernières côtes, mais il existait en même temps des lésions très-avancées de la colonne vertébrale : deux disques vertébraux avaient entièrement disparu; de chaque côté de la colonne vertébrale on trouvait deux abcès par congestion disposés en forme de cylindre et arrivant jusque dans la fosse iliaque interne.

Ces deux cas doivent évidemment être séparés des abcès ossifluents externes, tels que nous les avons définis. Ils appartiennent à la classe des abcès vertébraux contre lesquels toutes les méthodes ont été jusqu'ici impuissantes. Peut-être que si nous eussions soupçonné la communication de ces abcès externes avec de vastes poches purulentes situées dans la cavité abdominale, nous ne les aurions pas traités par les caustiques. Mais nous pourrions citer un foule d'observations d'abcès vertébraux où la seule méthode des ponctions a suffi pour déterminer des accidents généraux promptement suivis de mort.

CHAPITRE IV.

CONCLUSIONS.

Appliquée à un petit nombre de vastes abcès ossifluents externes, la méthode des caustiques, employée suivant le procédé que nous avons indiqué, a donné de bons résultats. Nous sommes en droit de supposer qu'appliquée aux vastes abcès froids idiopathiques, ses succès ne se démentiraient pas.

Nous devons ajouter que ce procédé a été appliqué à un trop petit nombre de cas pour que nous osions affirmer qu'il en sera toujours ainsi. Il serait peut-être plus vrai et plus conforme aux résultats de la meilleure thérapeutique d'annoncer qu'il aura ses insuccès.

Aussi, si nous le croyons préférable aux autres procédés, ce n'est pas tant parce que nous avons obtenu cinq succès, que parce qu'il nous paraît à l'abri des reproches qu'on peut adresser aux autres méthodes, appliquées au traitement des vastes collections purulentes.

CHAPITRE V

OBSERVATIONS

OBSERVATION I. — Galzin (Emile), âgé de 48 ans, mégissier, entre le 21 octobre 1874 dans le service de M. Labbé, à l'hôpital de la Pitié, salle Saint-Gabriel, n° 19.

Il nous raconte qu'à l'âge de 6 ans, il a eu un abcès froid au niveau de la crête iliaque droite, où l'on trouve aujourd'hui une cica_ trice. Depuis lors, il a toujours joui d'une bonne santé ; il est robuste et vigoureux, et l'on ne trouve dans ses antécédents aucune autre trace de scrofule.

Depuis quinze jours environ, il s'est aperçu qu'il portait dans le dos, le long de la colonne vertébrale, une tumeur qui s'est accrue rapidement et mesure aujourd'hui le volume des deux poings ; elle s'étend de la huitième vertèbre dorsale à la troisième lombaire ; molle, fluctuante, elle est survenue sans cause appréciable et n'a donné lieu qu'à de légères douleurs qui ne seraient survenues qu'au moment où elle est apparue.

Durant un mois, on le soumet à un régime interne approprié et on prescrit des badigeonnages de teinture d'iode sur la tumeur.

Celle-ci ne paraît en éprouver aucune amélioration.

Le 18 novembre, application de pâte de Vienne sur la plus grande partie de la tumeur. L'eschare produite par le caustique mesure 0,17 centimètres de long sur sur 0,09 de large. Les jours suivants, on applique des cataplasmes.

L'état général du malade n'a pas été influencé par cette large application de caustique. Il a continué à se lever et à manger comme les jours précédents.

Le 22. On fait une petite incision à la partie inférieure de la poche ; il s'écoule du pus en quantité. On enlève ensuite une petite rondelle de l'eschare et, sur les tissus sous-jacents, on applique des rondelles de pâte de Canquoin, que l'on recouvre de charpie sèche.

Le lendemain, on enlève le caustique et on recouvre le tout de calaplasmes.

Sur les bords de l'eschare produite par la pâte de Canquoin, il s'établit quelques pertuis qui assurent l'écoulement du pus.

La 11 décembre, l'eschare produite par le chlorure de zinc se détache spontanément et laisse béante une ouverture à travers laquelle on peut introduire le petit doigt.

Depuis quelques jours déjà, l'eschare produite par la pâte de Vienne s'est aussi détachée spontanément laissant à nu une plaie bourgeonnante ayant très-bon aspect et ne représentant plus que la moitié environ de la base de la tumeur.

La poche principale est presque détruite : la surface bourgeon￾nante représente une partie de sa paroi interne ; mais, sous cette paroi, subsiste un trajet fistuleux très-long qui conduit probable￾blement sur une apophyse épineuse ou sur l'extrémité postérieure d'une côte malade. C'est pour mettre à nu ce trajet fistuleux qu'on applique sur la plaie plusieurs plaques de pâte de Canquoin.

Le 17 décembre, l'eschare se détache, mais le trajet fistuleux n'est pas encore à découvert.

On fait une nouvelle application de pâte de Canquoin qui, au bout de quelques jours, met à nu une rigole de sept à huit centi￾mètres de long. A son extrémité supérieure existe encore un trajet qui conduit profondément dans la direction d'une côte.

Les jours suivants, il s'écoule très-peu de pus ; la rigole se com￾ble, la plaie se rétrécit de plus en plus ; on panse à l'onguent styrax.

1er janvier 1875. On cautérise la plaie tous les deux jours avec le nitrate d'argent, et on a soin d'introduire le crayon le plus profon￾dément possible dans le trajet sous-musculaire.

Le 14. Il s'écoule toujours du pus par le trajet fistuleux ; on y enfonce une flèche de pâte de Canquoin.

Les jours suivants, on continue à cautériser la plaie avec le ni￾trate d'argent ; on panse à l'onguent styrax.

L'état général n'a pas cessé d'être excellent.

1er mars. Aujourd'hui, il n'existe plus de trajet fistuleux. La plaie a très-bon aspect ; elle est grande comme deux pièces de 5 francs.

Le 22. La plaie est complètement cicatrisée. Le malade quitte l'hôpital.

Nous l'avons revu dans les premiers jours du mois de juin 1875. On ne trouvait autour de la cicatrice rien qui fasse soupçonner une nouvelle accumulation de pus.

Observation II. — Boudroit (Pierre), âgé de 28 ans, entre le 20 novembre 1874 dans le service de M. Labbé, à l'hôpital de la Pitié, salle Saint-Gabriel, no 6.

Ce malade, d'un tempérament lymphatique, d'une constitution médiocre, porte dans le dos, le long de la colonne vertébrale, une tumeur allongée, ayant 12 centimètres dans son plus grand diamètre et 8 à 10 dans son diamètre transverse.

Cette tumeur est molle, fluctuante, indolore à la pression, occasionnant peu de douleurs spontanées.

Dans les premiers jours de décembre, on applique à la surface de la tumeur une large couche de caustique : on recouvre l'eschare avec une plaque de diachylon.

Les jours suivants, on applique des cataplasmes et on attend la chute spontanée de l'eschare qui a lieu douze à quinze jours après.

On trouve sous l'eschare une surface bourgeonnante qui représente la paroi postérieure de la poche purulente. Sous cette plaie existe un trajet fistuleux qui conduit sur une surface osseuse dénudée et qui s'ouvre à la partie inférieure de la plaie.

Dans les derniers jours de décembre, on applique sur la paroi externe du trajet des plaques de pâte de Canquoin.

Le 4 janvier, nouvelle application de pâte de Canquoin.

A la partie supérieure de la plaie, on découvre un nouvel orifice fistuleux. Si l'on introduit un stylet à travers chacune de ces ouvertures fistuleuses, les deux instruments se rencontrent au niveau de l'os malade.

A l'aide de cette exploration, on peut se convaincre que les trajets sous-musculaires sont encore très-profonds.

Le 7. La plaie présente un aspect blafard ; M. Labbé avive avec le fer rouge toute la surface dénudée.

Le 14. L'eschare produite par le fer rouge s'est détachée ; la plaie a meilleur aspect, mais il s'écoule toujours beaucoup de pus par les orifices fistuleux.

On fait une nouvélle application de pâte de Canquoin pour tâcher de mettre à nu les trajets sous-musculaires.

Les jours suivants, on panse avec l'onguent styrax. L'état général du malade va en s'affaiblissant ; il maigrit, il a de la fièvre tous les soirs.

Le 20. Le malade a eu un frisson. Il a une teinte cachectique, il a des sueurs abondantes. Le pouls est petit et fréquent. Il n'a pas de diarrhée. On prescrit un gramme de sulfate de quinine.

Le 25. Hier, nouveau frisson ; sueurs profuses ; fièvre, surtout le soir. La plaie est toujours blafarde, on fait une nouvelle cautérisation transcurrente.

Le 28. — A l'aide du galvano-cautère, on incise tout le pont qui sépare les deux orifices. On cautérise avec le fil rougi les bords de la plaie. On arrive ainsi sur l'extrémité postérieure des côtes. On applique par-dessus des compresses d'eau fraîches.

Le 29. L'état général baisse de plus en plus ; le pouls est petit et très-fréquent ; la langue est sèche et rôtie ; le teint est complètement terreux. Le malade est couvert de sueurs.

Le 30. Le malade va très-mal ; il s'alimente à peine.

Le 31. Mort à 7 heures 1/2 du matin,

Nécropsie. — Pas d'abcès métastatiques.

On trouve de chaque côté de la colonne vertébrale deux abcès par congestion qui descendent, sous forme de cylindre, jusque dans la fosse iliaque correspondante. Ces abcès ont pour point de départ deux arthrites vertébrales de la région dorsale. Deux disques intervertébraux ont complètement disparu et le corps des vertèbres est infiltré d'une sanie rougeâtre. Le corps de la vertèbre située entre les articulations malades présente sur sa face antérieure, noirâtre et dénudée, des traces de carie superficielle.

Les dernières côtes du côté gauche sont cariées à leur partie postérieure. Les côtes ont été évidemment le point de départ de l'abcès ossifluent qui s'était montré à la région dorsale.

Il a été difficile de s'assurer s'il y avait communication entre les abcès par congestion de la partie antérieure et ceux de la partie postérieure de la colonne vertébrale. Nous devons dire cependant que cette communication nous a semblé probable.

OBSERVATION III. — Taillant (Antoinette), âgée de 27 ans, entre le 15 janvier 1875, dans le service de M. Labbé, à l'hôpital de la Pitié, salle Saint-Jean, n° 3.

Cette malade, d'un tempérament lymphatique, ne présente, dans ses antécédents, rien qui mérite d'être signalé. Aujourd'hui, elle a des flueurs blanches abondantes ; elle tousse depuis quelque temps, bien que l'auscultation ne révèle aucun signe accusateur. Elle nous dit qu'elle a beaucoup maigri depuis quatre mois ; depuis lors aussi, perte d'appétit et sueurs nocturnes quelquefois.

Vers le commencement du mois de juillet 1874, elle a ressenti des élancements dans le côté gauche, au point même où la pression éveille encore aujourd'hui de la douleur, vers la partie médiane de la dixième côte.

Au commencement d'août, les douleurs ont disparu et une tumeur a apparu sur le siége même du mal.

Depuis lors, cette tumeur a grossi progressivement et a acquis aujourd'hui la grosseur d'une tête de fœtus à terme.

Elle a toujours été indolore ; pas d'élancements.

On y perçoit manifestement une sensation de flot. La peau qui recouvre la tumeur n'a pas changé d'aspect.

Dans l'aisselle, on sent un ou deux ganglions de la grosseur d'une noisette ; en avant, existe un point très-douloureux, correspondant à la dixième côte.

16 janvier. On étend sur la plus grande partie de la tumeur une couche de pâte de Vienne qu'on laisse pendant dix minutes ; on obtient une eschare noirâtre qu'on recouvre de diachylon.

Le 21. La malade accuse quelques douleurs, mais elle a continué à se lever et à manger comme auparavant.

Le 25. Sur deux ou trois points du sillon, le pus s'écoule peu à peu ; on a soin de n'exercer aucune pression pour hâter son écoulement.

1er février. Les parties mortifiées sont encore adhérentes aux parties saines ; on se contente d'appliquer des cataplasmes.

L'état général est excellent. La tumeur s'est complètement affaissée.

Le 8. On remarque tout autour une bande de tissu cicatriciel. Les parties sphacèlées, ne sont pas encore détachées. On continue les cataplasmes.

Le 17. On détache l'eschare qui tient à peine eton met à nu une surface bourgeonnante qui représente environ le tiers de la base de la tumeur. On découvre au-dessous un trajet de 7 à 8 cent. à travers lesquels le stylet arrive sur la côte cariée. On panse à l'alcool.

Le 28. Le tissu cicatriciel périphérique fait tous les jours des progrès. L'orifice fistuleux donne très-peu de pus. En explorant de nouveau, on constate un deuxième ¡trajet sous-musculaire de 3 à 4 centimètres, dirigée d'arrière en avant, tandis que le premier, le plus long, se dirige d'avant en arrière.

Il s'écoule, chaque jour, un plein dé de pus.

L'état général est excellent et bien meilleur qu'à l'entrée ; la malade nous dit qu'elle a meilleur appétit, son teint est plus coloré. On cautérise de temps en temps avec le nitrate d'argent.

3 mars. Elle demande à s'en aller chez elle. La plaie est aujourd'hui grande comme deux pièces de 5 francs. Le trajet fistuleux persiste.

M. Labbé a revu la malade dans les derniers jours d'avril. A ce moment la plaie était complètement cicatrisée, mais il existait toujours un petit orifice fistuleux qui donnait issue à très-peu de pus.

OBSERVATION IV. — Delacotte, âgée de 7 ans, entre dans le service de M. Labbé, à l'hôpital de la Pitié, le 1er avril 1875, salle Saint-Jean, n° 18.

Cette petite fille porte sur la fesse droite une tumeur fluctuante plus grosse que les deux poings. Elle siége sur la crête iliaque, recouvre l'articulation sacro-iliaque droite, descend jusqu'à la naissance du pli interfessier et s'avance au dehors jusqu'au grand trochanter.

Cet abcès a eu une marche tout à fait insidieuse.

La mère nous dit que la petite malade n'a jamais accusé de douleur dans cette région et aujourd'hui la pression n'y est pas douloureuse. La peau qui recouvre la tumeur est saine et parcourue par des veines volumineuses.

L'articulation de la hanche est libre.

L'état général est excellent.

Le 28 mars, on recouvre toute la tumeur d'une couche de caustique de Vienne qu'on maintient en contact pendant dix minutes. Douleur très-vive pendant l'application et durant les quelques heures qui suivent.

Les jours suivants, on met des cataplasmes.

2 avril. L'abcès s'est ouvert près du sacrum, dans le sillon qui sépare l'eschare des parties saines. On a soin de n'exercer aucune pression sur la tumeur et de laisser le pus s'écouler naturellement.

Le 6. L'eschare s'est détachée dans toute sa moitié externe ; on aperçoit au-dessous une couche de bourgeons charnus ayant très-bon aspect. En dedans l'eschare est encore adhérente.

On continue les cataplasmes. L'état général est excellent. La malade se lève et s'amuse toute la journée.

Le 7. On excise la partie non adhérente de l'eschare et l'on panse la plaie à l'eau alcoolisée. Cette plaie qui représente la paroi profonde de la poche, est maintenant sur le même plan que les téguments environnants.

Le 15. La plaie a très-bon aspect, mais depuis quelques jours elle reste stationnaire ; vers la partie postérieure existe au milieu de la plaie une dépression arrondie, grande comme une pièce de 2 francs. En ce point les bourgeons sont blafards.

Le 20. La plaie prend une teinte un peu grisâtre et la cicatrisation languit. On cautérise avec le nitrate d'argent et l'on panse à l'onguent styrax.

Le 26. La dépression arrondie qui existe vers l'angle postérieur de la plaie, se comble tous les jours. A la partie antérieure, on découvre un orifice fistuleux qui conduit dans un petit clapier d'où s'échappe du pus.

On y introduit une flèche de pâte de Canquoin et on continue le même pansement.

1er mai. Le caustique s'est détaché spontanément, entraînant avec lui une large couche de tissu, de façon que le clapier est complètement à nu. A l'aide d'un stylet, on arrive sur le bord supérieur du grand trochanter, carié et dénudé.

Le 4. La cavité de la partie antérieure se comble très-vite ; la dépression circulaire qui existait à la partie postérieure, est aujourd'hui sur le même niveau que la surface de la plaie. On estime que celle-ci est réduite des deux tiers environ.

L'état général est toujours excellent ; la malade n'accuse des douleurs qu'au moment du pansement.

Le 16. La plaie est grande comme deux pièces de 5 francs. Plus de trajets fistuleux.

Le 25. La malade quitte l'hôpital, mais vient se faire panser tous les jours. A la partie postérieure existe une petite dépression où les bourgeons sont plus grisâtres.

Le 31. En dehors de la plaie et au niveau de son extrémité postérieure, existe une nouvelle fistule conduisant sur le grand trochanter. On enfonce en ce point une flèche de pâte de Canquoin.

1er juin. La malade a souffert pendant toute la nuit ; on applique des cataplasmes.

Le 4. L'eschare déterminée par la pâte de Canquoin s'est détachée. On constate un orifice grand comme une pièce de 2 francs ; il conduit dans une cavité qui va en se rétrécissant et qui a 6 à 7 centimètres de profondeur. On panse avec de l'eau alcoolisée et phéniquée.

Le 14. Plus de trajet fistuleux. La plaie est au niveau des téguments, recouverte de bourgeons charnus ; elle est grande comme une pièce de 5 francs.

La petite malade revient nous voir dans les premiers jours du mois d'août. Il existe encore un petit trajet fistuleux au niveau du point osseux malade, mais il s'en écoule très-peu de pus.

Nous avons revu la malade le 6 juillet 1876. On nous a dit que la suppuration s'était tarie quelques jours après sa dernière visite à l'hôpital.

Au niveau de l'abcès il existe une cicatrice allongée dans le sens transversal qui mesure 8 centimètres de long et 3 centimètres dans sa partie la plus large.

Observation V. — Guérin, âgée de 25 ans, femme de chambre, entre à l'hôpital de la Pitié, dans le service de M. Labbé, le 14 avril 1875, salle Saint-Jean, n° 23.

Cette malade, d'une constitution moyenne, jouit habituellement d'une très-bonne santé ; elle a toujours été bien réglée ; elle ne présente dans ses antécédents aucune trace de scrofule.

Il y a deux mois, elle a commencé à éprouver une vive douleur au niveau de la partie postérieure de la fosse iliaque externe. On retrouve aujourd'hui cette douleur moins vive sur la partie postérieure de la crête iliaque. Quelques jours après l'apparition de la douleur est survenue une tuméfaction qui, en deux mois, a acquis le volume qu'on lui voit aujourd'hui.

Cette tumeur est fluctuante, indolore ; la peau est saine à son niveau.

Etendue dans le sens transversal, elle mesure 18 centimètres dans son plus grand diamètre et 15 centimètres dans le sens vertical.

On fait une ponction exploratrice qui donne issue à quelques gouttes de pus.

L'état général a baissé depuis l'apparition de la tumeur.

22 avril. On applique une large couche de caustique sur la plus grande partie de la tumeur ; on la laisse un quart d'heure. Vive douleur pendant le contact du caustique et de la peau. On recouvre l'eschare de diachylon.

Le 26. La malade accuse quelques douleurs ; on prescrit des cataplasmes.

Le 29. Apparition du sillon qui sépare les parties saines du tissu
sphacélé. Pas de douleurs.

Les jours suivants, le sillon se creuse de plus en plus.

1er mai. Le pus s'est fait jour à l'extérieur ; il s'écoule peu à peu
et on a soin de ne pas presser sur la poche pour hâter son écoulement.

On continue les cataplasmes ; la malade a de la fièvre.

Le 5. L'eschare se recroqueville peu à peu et met à découvert une
surface recouverte de bourgeons charnus ayant très-bon aspect.

Le 10. La plaie est bordée par un tissu de cicatrice ayant 1/2
centimètre de large. — L'eschare ne s'est pas détachée complètement. Le pus s'écoule toujours abondamment sur les bords de la
plaie.

Le 12. On supprime les cataplasmes ; on excise les parties mortifiées ; on cautérise au nitrate d'argent les bourgeons trop
exubérants et on panse à l'alcool.

Le 15. La suppuration s'est tarie, mais on constate la présence
d'une collection purulente sous la plaie. On applique sur la plaie
une large couche de caustique de Vienne qu'on laisse pendant un
quart d'heure ; cette application ne provoque pas de trop vives
douleurs. — Cataplasmes.

Le 17. On remarque que l'eschare produite par la pâte de Vienne
est très-superficielle et qu'une épaisse couche de tissu nous sépare
de la collection purulente.

On applique par-dessus une couche de pâte de Canquoin qui
recouvre environ les deux tiers de la plaie.

Le 18. On retire la pâte vingt-quatre heures après — la malade
a beaucoup souffert. — Cataplasmes.

Les jours suivants le sillon qui limite l'eschare se creuse de plus
en plus.

Le 24. Dans la nuit le pus s'est fait jour à la partie postérieure
du sillon. Les moindres mouvements de la malade suffisent pour
faire écouler le pus ; il est mal lié, formé de sérosité jaunâtre dans
laquelle nagent des grumeaux.

Le 28. Le pus s'écoule toujours abondamment. L'eschare est
tombée spontanément : au-dessous se trouve une plaie bourgeonnante ; à sa partie postérieure existe une fistule qui conduit dans un
décollement de 5 à 6 centimètres ; c'est de là que provient le pus

On introduit dans ce trajet une longue flèche de pâte de Canquoin qu'on enfonce le plus profondément possible.

1er juin. La malade a beaucoup souffert pendant la nuit, mais l'eschare déterminée par la pâte de Canquoin s'est détachée. — Il s'est écoulé un peu de sang. — On applique des cataplasmes.

Le 9. Depuis quelques jours on panse à l'eau alcoolisée et phéniquée. L'orifice qui conduit dans la cavité profonde se retrécit ainsi que la cavité elle-même. — Le tissu cicatriciel périphérique fait tous les jours des progrès.

Le 26. La plaie est grande comme une pièce de 5 francs ; mais il s'écoule toujours du pus en assez grande quantité.

Pendant le mois de juillet, l'état général s'est maintenu dans un état assez médiocre ; la malade a souvent de la fièvre et de la diarrhée. — Anorexie.

On a fait une nouvelle application de pâte de Canquoin, à travers le trajet par où s'écoule le pus, mais on n'a pu en obtenir la cicatrisation. — La plaie extérieure s'est agrandie.

Le 8 août. Nouvelle application de flèche de Cauquoin à travers le trajet profond.

Le 19. La plaie est recouverte d'un enduit blanchâtre et pultacé ; la malade a vomi. On découvre un trajet profond, étendu dans le sens transversal, et d'arrière en avant; il a 15 centimètres d'étendue environ.

On endort la malade et à l'aide de fers rouges cutellaires, on excise tout le pont charnu qui recouvre le trajet fistuleux ; ces parties charnues comprennent une épaisseur de 4 à 5 centimètres.

On cautérise toute la plaie avec le fer rouge et on applique sur la cavité de la charpie imbibée d'eau fraîche.

Les jours suivants on panse la plaie avec du jus de citron ; elle prend un meilleur aspect et on n'y remarque plus d'enduit blanchâtre. La suppuration est modérée, mais l'état général de la malade ne s'améliore pas.

Dans le courant du mois de septembre, on constate dans la fosse iliaque interne du même côté tous les signes d'une vaste collection purulente. Si on introduit un stylet par l'orifice de la fosse iliaque externe, on remarque qu'il pénètre dans la fosse iliaque interne, en passant au-dessus de la crète iliaque.

Le membre inférieur correspondant au côté malade est fortement fléchi sur le bassin.

La plaie ne présente aucune tendance à la cicatrisation. L'état général baisse de plus en plus.

1er octobre. La malade est en proie à la fièvre hectique; elle s'alimente à peine : la plaie est recouverte de fausses membranes grisâtres. — On panse au chloral.

Le 8. La malade vomit tout ce qu'elle prend ; elle est continuellement couverte de sueur. Le pouls petit et fréquent se compte à peine.

Elle meurt le 12 octobre.

Nécropsie. — La fosse iliaque externe est saine : L'orifice qui existait au fond de la plaie conduit, en passant au-dessus de la crête iliaque, dans une vaste poche purulente, occupant toute la fosse iliaque interne. Le muscle psoas est en partie détruit; la portion iliaque est altérée dans sa plus grande partie. La poche s'avance jusque sur la ligne médiane du sacrum et descend dans le petit bassin. La portion du sacrum immédiatement en contact avec le pus est dépourvue de périoste; l'os est noir, mais on n'y constate pas de point carié.

Le cartilage interarticulaire qui sépare la troisième et la quatrième vertèbre lombaire est détruit dans sa moitié antérieure, et le pus de la fosse iliaque interne gauche a fusé dans la gaîne du psoas du côté opposé, en passant sous le grand surtout ligamenteux antérieur, au niveau du disque interarticulaire malade. Le pus, situé dans la gaîne du psoas droit, avait fusé jusqu'au voisinage de l'arcade crurale, mais le muscle était à peine altéré.

En suivant la collection purulente de la fosse iliaque interne gauche, on s'aperçoit qu'elle remonte sur le côté gauche de la colonne vertébrale jusqu'à la neuvième et dixième vertèbre dorsale, point de départ de la traînée purulente.

Le corps de la dixième vertèbre dorsale est malade ; sa surface est noirâtre et corrodée en plusieurs points, signe manifeste d'une carie osseuse superficielle. Par suite de cette perte de substance, la face antérieure du corps vertébral est fortement excavée.

La onzième et la douzième vertèbre dorsale ont leur face latérale dépourvue complètement de périoste ; leur surface est noire et légèrement érodée.

En sciant perpendiculairement la dizième, onzième et douzième vertèbre dorsale, on constate que leur tissu spongieux est rougeâtre et ramolli. Les alvéoles osseuses sont gorgées de liquide.

Observation VI. — Quillet, (Auguste), âgé de 27 ans, entre à l'hôpital de la Pitié, dans le service de M. Labbé, le 1er septembre 1875, salle St-Gabriel nº 10.

Le malade, blond et lymphatique, jouit habituellement d'une bonne santé. Il ne présente dans ses antécédents aucune trace de scrofule ; ou n'en trouve pas non plus chez ses ascendants.

Vers le 15 juin dernier, il a éprouvé des douleurs dans le côté gauche au niveau de la huitième ou neuvième côte ; à ce moment il n'existait rien d'apparent mais la pression y éveillait une vive douleur.

Au commencement d'août s'est montrée une petite tumeur qui a continué à grossir ; dès ce moment les douleurs ont presque disparu.

A son entrée dans le service, ce malade porte dans le côté gauche une collection purulente dont la base est aussi large que la paume de la main.

Le 8 septembre, on recouvre de pâte de Vienne la plus grande partie de la surface de l'abcès,

Deux jours après on applique des cataplasmes. L'eschare produite par la pâte a mis dix jours à se détacher : à la chute de l'eschare, ou explore à plusieurs reprises le trajet sous-musculaire, mais on n'arrive jamais sur le point malade.

On détruit le trajet fistuleux en y enfonçant à deux reprises des flèches de pâte de Canquoin ; mais il subsiste toujours une partie profonde d'où vient le pus.

Dans les premiers jours d'octobre, la plaie est grande comme une pièce de 5 francs, peu de suppuration, pansement à l'alcool camphré.

Le 14 octobre. Nouvelle application de pâte de Vienne sur le côté postérieur de la plaie, car le stylet y fait découvrir un trajet fistuleux s'étendant d'avant en arrière dans une étendue de 5 centimètres environ.

Le 22. Sous l'influence de cataplasmes prolongés l'eschare s'est détachée ; on explore de nouveau : il n'existe plus de trajet du côté postérieur de la plaie, mais il existe toujours un tout petit trajet perpendiculaire à la côte. En y enfonçant le stylet, on arrive sur elle, mais on n'y constate pas de point carié.

Le 27. Le malade accuse une violente douleur de côté aux environs de la plaie. Rien dans la poitrine à l'auscultation, ni à la percussion. On prescrit des badigconnages de teinture d'iode.

Le 30. Le malade ne souffre plus ; il s'écoule très-peu de pus et la plaie se cicatrice rapidement.

Le 14 novembre. La plaie est complètement cicatrisée. Le malade va à Vincennes.

Observation VII. — (Recueillie par M. Rémy, interne des hôpitaux). Coulant, (Léon,) âgé de 17 ans, tourneur en cuivre, entre, dans le service de M. L. Labbé, à l'hôpital de la Pitié, salle St-Gabriel, n° 32, le 13 mai 1876.

De petite taille, d'une constitution grêle, ce malade a la figure pâle, souffreteuse enfantine ; ses organes génitaux sont peu développés ; son pubis est glabre.

Il est entré le 20 juin 1875 dans le service de M. le professeur Chauffard pour des douleurs siégeant à la hanche ; à ce moment la station debout était presque impossible ; les jambes fléchissaient sous le poids du corps.

Au mois d'octobre 1875, il fut emmené en prison et conduit à l'infirmerie de la prison de la Santé pour sa maladie de la hanche : on lui dit alors qu'il avait une coxalgie. On lui appliqua dix raies de feu superficielles sur la région malade.

A son entrée dans le service de M. Labbé, on remarque une déformation de la région trochantéricnne ; le grand trochanter lui-même est augmenté de volume ; quelques masses fonguouses séparent l'os de la peau. Le membre gauche est dans la situation propre à la coxalgie : la cuisse demi-fléchie sur le bassin ; le genou dans l'adduction ; le pied gauche soutenu par le pied droit ; impossibilité de soulever le talon ; douleur spontanée à la partie interne du genou.

Mais la douleur provoquée à la pression n'existe qu'au niveau du grand trochanter et non pas au niveau de l'articulation, ni en avant, ni en arrière. La flexion de la cuisse sur le bassin est possible et n'éveille pas de grandes douleurs. C'est à la suite de cet examen qu'on élimine l'idée de coxalgie et qu'on adopte le diagnostic : ostéite du grand trochanter.

Les plaies consécutives aux raies de feu, n'ayant pas été pansées depuis quelques jours, sont le siége d'une légère inflammation. On prescrit des cataplasmes.

Dans le cours du mois de juin, les plaies étaient cicatrisées et la douleur à la pression ayant disparu, on permit au malade de se lever, quoiqu'il y eût encore des fongosités.

Quelques jours après, il survint une recrudescence douloureuse dans la région malade, et le 1er juillet, on constatait un décollement assez considérable de la peau et tous les signes d'une vaste collection purulente.

Les jours suivants, l'abcès augmenta de volume et, le 7 juillet, il s'étendait dans une région de 10 centimètres autour du grand trochanter, décollant la peau et faisant saillie. L'état général du malade était bon, mais le volume de l'abcès fit craindre qu'il ne s'ouvrît.

7 juillet 1876. Application d'une plaque de caustique de Vienne dans toute l'étendue du décollement, c'est-à-dire sur une surface formant un ovale de 20 centimètres sur 17.

L'application dure 10 minutes et occasionne des douleurs très-vives.

Dès le lendemain, on constatait un affaissement manifeste des parties malades et la collection purulente semblait avoir diminué ; la fluctuation était plus obscure.

Le 10. Une ligne de bourgeons charnus sépare les tissus mortifiés des tissus sains.

Le 12. Issue d'une grande quantité de pus ; l'eschare fait soupape. Cataplasmes.

Le 17. L'eschare se détache et laisse à nu une surface rosée, bourgeonnante. Cependant, il n'est pas difficile de s'assurer que le caustique n'a pas détruit toute l'épaisseur des tissus, et, qu'au-dessous de cette surface bourgeonnante, le pus s'est collecté de nouveau.

Le 18. Application d'une nouvelle plaque de caustique de Vienne de même dimension. Cette application est encore très-douloureuse.

Le 21. Issue d'une nouvelle quantité de pus qui inonde le lit.

Le 23. Suppuration très-abondante ; l'eschare se détache et laisse voir une matière pulpeuse gris jaunâtre ; ce sont des fongosités développées sur la paroi profonde de la poche. Le pus est séreux, d'odeur très-fétide. Dans la journée, le malade est pris d'un frisson très-violent et de vomissements. La température atteint 40°.

Le 24. Ce matin, la figure est plombée : le malade est couvert de sueurs profuses ; la langue est sèche, les gencives couvertes de fuliginosités ; il a un aspect tout à fait typhique. On chloroformise aussitôt le malade pour lui appliquer le fer rouge, détruire les fongosités et modifier toute la surface suppurante. On se sert de cautères en forme de hachettes et en forme de fer de lance. On reconnaît ensuite qu'il existe deux fusées purulentes, l'une dans la fesse et l'autre dans la profondeur de la cuisse, ayant chacune la profondeur du doigt indicateur.

Ces clapiers sont ouverts à coups de ciseaux et les fers rouges éteints sur la surface ainsi découverte.

Malgré cette plaie véritablement effrayante par son étendue et malgré le traumatisme produit par le cautère actuel, la fièvre tombe le soir même à 37°,4.

Pansement et injections à l'acide phénique.

Le 25. Temp. axillaire, 38°,5 matin ; 39°,5 soir.

Le 26. Temp. axillaire, 38°,8 matin ; 39°,7 soir.

Fétidité de la suppuration due aux eschares qui se soulèvent.

Le 27. Temp. axillaire, 38°,8 matin ; 38°,1 soir.

L'appétit reparaît. La suppuration est normale. Les eschares produites par le fer rouge sont éliminées.

Les jours suivants, la température se maintient aux environs de 37° le matin et de 38° le soir.

Le 10 août, la plaie est couverte de bourgeons charnus ayant très-bon aspect.

Les jours suivants, la plaie marche régulièrement vers la cicatrisation. L'état général se maintient excellent.

10 octobre. La plaie est plate, recouverte de magnifiques bourgeons charnus et entourée d'une ligne cicatricielle d'épiderme ; une fistule large, peu profonde et permettant l'écoulement facile du pus conduit sur la partie externe de grand trochanter, carié en ce point.

10 novembre. Plaie plate, bourgeonnante, mesurant 11 centimètres dans son plus grand diamètre.

Il reste toujours sur le grand trochanter une partie nécrosée sur laquelle on se propose d'agir, si la lésion ne guérit pas, sous l'influence du traitement général.

Fourestié.

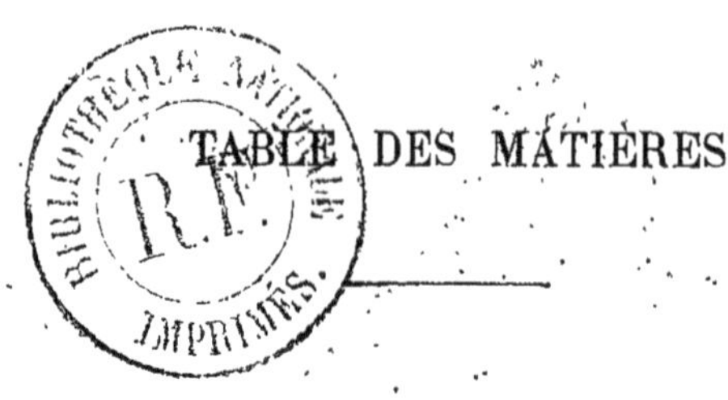

TABLE DES MATIÈRES

Pages

Paris. — Typ. A. Parent, rue Monsieur-le-Prince, 31.

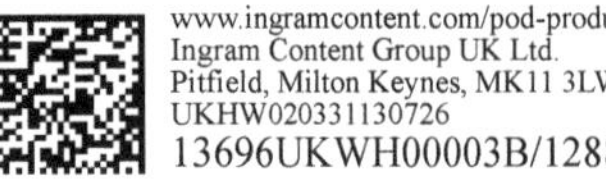
www.ingramcontent.com/pod-product-compliance
Ingram Content Group UK Ltd.
Pitfield, Milton Keynes, MK11 3LW, UK
UKHW020331130726
13696UKWH00003B/1288